城乡环卫一体化建设
与管理探究

杜振锋　杨晓明　贾婕楠◎著

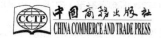
中国商务出版社
CHINA COMMERCE AND TRADE PRESS

图书在版编目（CIP）数据

城乡环卫一体化建设与管理探究 / 杜振锋，杨晓明，贾婕楠著. -- 北京 : 中国商务出版社，2022.10
ISBN 978-7-5103-4414-5

Ⅰ. ①城… Ⅱ. ①杜… ②杨… ③贾… Ⅲ. ①城乡一体化－环境卫生－卫生管理－研究 Ⅳ. ①R12

中国版本图书馆CIP数据核字(2022)第179458号

城乡环卫一体化建设与管理探究

CHENGXIANG HUANWEI YITIHUA JIANSHE YU GUANLI TANJIU

杜振锋　杨晓明　贾婕楠　著

出　　　版：中国商务出版社
地　　　址：北京市东城区安外东后巷28号　　邮　编：100710
责任部门：外语事业部（010-64283818）
责任编辑：李自满
直销客服：010-64283818
总 发 行：中国商务出版社发行部 （010-64208388　64515150 ）
网购零售：中国商务出版社淘宝店 （010-64286917）
网　　　址：http://www.cctpress.com
网　　　店：https://shop162373850.taobao.com
邮　　　箱：347675974@qq.com
印　　　刷：北京四海锦诚印刷技术有限公司
开　　　本：787毫米×1092毫米　1/16
印　　　张：10.5　　　　　　　　　　　字　数：216千字
版　　　次：2023年10月第1版　　　　　印　次：2023年10月第1次印刷
书　　　号：ISBN 978-7-5103-4414-5
定　　　价：65.00元

前　　言

　　随着经济社会的发展与我国城镇化进程的加快，城乡居民的生活水平及生活方式发生了重大变化，随之而来的是生活垃圾开始侵蚀农村，生态环境遭到威胁。针对我国生态环境日益恶化的问题，2016年国务院印发了《"十三五"生态环境保护规划》，要求因地制宜开展治理，完善农村生活垃圾"村收集、镇转运、县处理"模式，鼓励就地资源化。改善城乡人居环境，提高居民的整体生活水平，是广大人民群众的新期待。如何在新形势下，以科学有效的措施强化城乡环卫管理，提升城乡环卫管理水平和效率，成为社会普遍关注的问题。

　　城乡环卫一体化是根据科学发展观的要求提出的工作，其主要内容是城市环境卫生与农村环境卫生并重，通过统一规划和安排，科学合理地治理农村环境，开展城乡环卫一体化工作。该工作属于新农村建设的基础工程，对于改善农村居民居住环境、提高农村居民生活水平具有直接意义。当地环境部门应将该地域范围内的乡镇全部归入当地环卫管理体系，并按照资源共享、区域统筹的要求，在环卫体系涵盖的所有地区配置专业的清扫保洁队伍和生活垃圾收运设备，建立一体化的收运系统、工作网络、处置设施以及保障机制。同时，提高城乡环卫一体化规划建设与管理水平、建立健全的城乡垃圾管理法规体系、推动垃圾分类收集和资源回收，并因地制宜地选择生活垃圾的处理方式，加大农村环境卫生保护的宣传力度、提高农村居民的环境保护意识，建立完善的监督考核制度并维持稳定的环卫工作资金投入，尽最大努力缩小城乡环卫工作差距，建设清洁优美的新农村。

　　城乡环卫一体化，不仅是推动经济社会发展和应对生活环境变化的必然，也是提升人民生活水平、造福子孙后代的必然，是统筹城乡发展促进社会和谐的重要载体，是惠及百万群众的民生工程。本书对城乡环卫一体化建设和管理涉及的相关问题，在理论上进行了探讨，并从实践上进行了总结。主要内容包括：绪论、公共场所卫生、道路和公共场所清扫保洁管理、生活垃圾管理、公共厕所管理、餐厨垃圾与建筑垃圾管理、国内外城乡环境卫生综合治理经验借鉴、城乡环卫一体化管理改革的对策与建议。希冀能对从事环卫工作的同行提高环卫管理的认识和实践有所裨益。

　　由于作者水平有限，加之时间匆促，疏漏之处在所难免，恳请同行专家、学者和读者不吝指正。

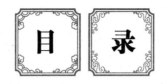

目 录

第一章　绪论

城乡环境卫生是围绕着当地居民而存在的。环境卫生综合治理，实质上主要指在党委、政府的集中领导和管理下，不断提升政治素养和经济发展水平，集中全社会各个层面的力量，建立健全各项政策制度、法律法规，以群众利益为主，各组织管理部门同心协力，在政治、经济、社会、文化、法律、教育等方面采取不同的手段和方法，不断加大教育管理、经济建设和法律援助力度，加大制度改革和方式创新力度，严厉打击各类破坏环境卫生的行为，确保经济持续增长、社会和谐发展和环境卫生保护有机结合，为区域经济社会实现可持续发展和社会和谐稳定提供坚实基础。从某种层面来讲，城市环境卫生综合治理的重大意义主要体现在转变政府管理部门职能、处理好经济社会发展与环境卫生的关系、解决环境卫生问题，为社会公众创造宜居、清洁、健康的生活环境。

第一节　城乡环卫一体化

城乡环卫一体化是在可持续发展理论的基础之上提出的，其基本要求是同时兼顾城市与农村环境卫生，对城乡环卫事业进行统一规划和管理，科学合理地治理农村环境，开展城乡环卫一体化工作。城乡环卫一体化属于新农村建设的重要内容，有利于改善农村居民生活环境，提高农村居民生活质量。具体来说，政府环境部门通过将管辖区域内的所有乡镇统一纳入本地区城乡环卫管理体系，并依据环卫设施资源共享、城乡统筹管理的目标，在环卫行业涉及的所有地区安排专业的环卫保洁人员和生活垃圾收运设施，建立城乡一体化的生活垃圾收运系统、环卫信息系统、监管机制以及奖励机制。[①] 同时，不断完善城乡环卫一体化管理的体制机制，明确各部门的职责分工，健全城乡环卫管理法规体系，实现城乡垃圾分类收集和资源回收，因地制宜地科学推动环卫下乡，加大农村环境卫生保护的宣传力度，提高农村居民的环境保护意识，建立完善的监督考核制度和环卫资金投入长效机制，逐渐缩小城乡环卫行业差距，最终建设干净整洁文明的新农村。

我国学者张斌（2011）在研究中指出，"城乡环卫一体化"就是以可持续发展理论为工作指导，以"中心城市向乡镇扩展，中心城市向农村延伸"的工作思路，以建设干净、

---

① Friedmann J. *Urbanization.Planning and National Development*，SAGE Publications，1973.

整洁的城乡生产生活环境，逐渐缩小城乡环卫行业差距为目标，逐步完成广大城镇和农村地区建立与城市相统一的环卫管理体制并建立长效管理机制的城乡环境卫生管理工作新途径。从这个定义来看，城乡环卫一体化，是在城乡一体化理论时间的过程中出现的，以环卫工作为核心的城乡一体化理论概念的专业延伸。具体说，随着我国社会经济发展水平的不断提升，城乡之间的经济差距越来越明显。为了消除城乡之间的巨大差距，城乡一体化的统筹发展规划被明确提出来，并被作为我国社会经济发展的一项重要规划，在全国进行了试点和推广。[①] 在城乡一体化的实践过程中，环境卫生工作在城市和乡村的建设中都扮演着非常重要的角色。环境卫生工作的本质是一样的，无论城乡之间是否存在经济发展水平的差异，城乡之间的环卫工作要求是可以统一的，甚至是可以统筹合并的。这是我国在城乡一体化的实践过程中总结出的宝贵经验，也是我国全面推进城乡统筹规划发展工作进度和效果的具体工作理念。

第二节　城乡环卫一体化的相关理论

一、城乡一体化

城乡一体化作为城市化进程中的一个特殊阶段，是伴随着社会生产力的不断发展而产生的促进城乡居民的生产、生活方式以及居住环境等转变的工作，是将城乡具有的人口、资金、技术、公共产品等要素互相融合，互为基础，互为市场，不断协调，最终实现城乡之间在经济社会发展、教育医疗、环境卫生等方面统筹发展的过程。城乡一体化，是我国城市化进程中一次意义重大的社会变革、城乡政策措施的改革、观念认识的创新、产业结构和城乡利益间的协调、发展动力和实现途径的转变，其根本是破除长期存在的城乡二元体制制度。

从政府职能内容的视角来看，城乡一体化建设不仅与公共服务有着较大的联系，同时也与政府公共管理互相影响。首先，我国在经济社会转型期公共管理方面的问题，主要体现在农村公共管理与城市相比存在一定的滞后性，城乡二元管理体制以及带来的城乡发展非均衡性矛盾突出。目前，我国已经进入城乡统筹发展的关键时期，突破城乡二元结构和公共管理体制机制的障碍，尽最大努力缩小城乡经济社会的差距，解决城乡公共产品供给的矛盾冲突，缩小城乡居民间的收入和生活水平差距已刻不容缓。陈文胜等认为，解决城乡间经济、社会、文化、环境卫生等方面的矛盾是实施城乡一体化管理创新的重要内容，

---

① 谭和平等：《上海村镇生活垃圾分类收集模式与配套设施设置初探》，《环境卫生工程》2015年第23卷第5期，第57-59、62页。

其关键在于打破长期存在的城乡二元结构下非均衡居民收入引发的社会矛盾。因此，城乡二元管理体制是阻碍政府管理创新的关键因素。其次，实施城乡一体化工作必然会使城乡间的关系发生一定的改变，这就更加需要政府管理体制改革创新，城乡一体化的实施也对政府公共管理提出了更高的要求，主要表现在政府应逐步推动城乡协调发展、建立城乡一元管理机制，维护整个社会的稳定与和谐，这些要求都建立在政府管理改革和创新的基础之上。由此我们可以看出，城乡之间的相互融合、互相依存的关系，也提醒我们应该从城乡一体化发展的观念和目标出发，因地制宜，科学探索符合城乡一体化发展理念的政府管理机制，最终实现城乡公共管理一体化的目标。

为切实落实好城乡公共管理一体化的政策措施，需要从以下几个方面着手进行：一是从协同治理的角度，以城乡统筹发展作为公共管理创新的目标，构建以政府主导、企业参与、社会协同、法治保障为系统架构的城乡公共服务管理模式。同时，加强管理主体的建设、建立社会协同管理机制、扫除城乡二元结构障碍、建立多元化的资本投入等途径，推动城乡公共服务管理一体化。二是从体制机制的角度，通过对现有行政管理体制、城乡社会管理体制、公共服务管理体制以及原有的城乡户籍制度进行改革，建立促进城乡居民交流的社会协调发展机制。三是从组织的角度，通过优化城乡一体化管理机构设置，构建多元化的城乡一体公共服务组织，做好公共服务管理人员后勤保障工作。四是从文化观念的角度，始终坚持城乡一体化的公共服务管理理念，自上而下建立廉洁公正的公共管理组织文化。综上所述，城乡一体化实施过程是一个动态转变过程。① 在这个过程中，必然会出现一些新的问题和矛盾，需要政府不断强化公共管理创新，积极利用社会力量，避免城乡一体化进程中的矛盾，保障城乡一体化有序推进。

二、生态系统管理

随着全球经济的快速发展，西方发达国家在工业化进程中"先发展，后治理"的管理理念使资源破坏、环境污染、生态系统功能衰退等问题逐渐暴露出来，因此，各个国家在协调经济发展与环境保护之间的关系时，渐渐摒弃了传统的以牺牲资源换取经济发展的观念和思路，开始寻求能够保障环境与可持续发展的新途径，生态系统管理理论应运而生。生态系统管理理论产生于 19 世纪后半期的美国林业管理领域，直到 20 世纪 80 年代，这一管理理论开始获得了长足发展与进步，初步形成了完整的思想体系、管理模式和实施途径。20 世纪 90 年代，生态系统管理理论受到了学界广泛认同。作为一种新的资源管理理论，它首先被美国等一些发达国家用于林业管理中，并取得了一定的管理效果，逐渐成为对生态系统实施有效管理并促进生态系统可持续的重要指导理论。

生态学学者以及政府管理机构从不同的角度对生态系统管理理论进行解读。Bormann 指出，生态系统管理是以生态系统方法为基础的制定、实施、评估决策的系统管理理论。

---

① 贾炜琦：《城乡统筹发展背景下临安市村庄整治研究》，浙江农林大学 2014 年版。

美国生态学会认为，生态系统管理目标明确，具有一定的政策和规划，能够结合实际情况及时调整管理过程，以保障生态系统组成、结构及功能的可持续性。我国生态学家提出，生态系统管理是在一定的时间和空间范围内，在对生态系统组成、结构和功能准确理解的基础上，把经济效益和社会条件融入生态系统经营中，以实现恢复或维持生态系统整体性和持续性为目的的管理过程。生态系统管理理论与可持续发展理论一脉相承，都是把整个生态系统看作管理客体，打破了原有的自然资源管理对生态系统某一部分的管理模式，从宏观层面对生态系统进行综合考虑，以保持和恢复生态系统价值，实现生态系统持续性利用为目的，运用生态学、环境学和管理学等多学科的知识与方法，提出一体化管理的新思路，制订行动计划来解决资源开发与利用、生态保护与管理的问题。

实施生态系统管理要遵循一定的原则和方法。其原则可以归结为以下几个方面：一是要把保障生态系统功能完整性及物种多样性作为管理的基础；二是在管理过程中所涉及的机构和部门间要相互合作与协调；三是明确所管理的生态系统的时间和空间范围；四是随着系统环境的变化进行动态管理，适时调整管理对策和措施；五是建立生态系统管理的长期和短期目标，并按照目标制定生态系统管理的实施方式和方法。

为建立生态系统长效管理机制，生态系统管理的实施可以从以下几方面进行：一是明确生态系统管理的目标和管理客体，确认管理方式和范围；二是实地调研，广泛收集数据，调查分析生态系统存在的主要问题；三是在充分理解生态系统的复杂性和多变性的基础上，构建科学合理的管理框架；四是结合生态系统的客观环境、经济社会发展实际等各方面信息，制定合理的生态系统管理政策、法律和法规；五是做好生态系统管理的监督和评估工作，并提出修改意见加以完善。

三、新公共服务

新公共服务理论是由以美国公共管理学家罗伯特·登哈特为代表的学者们共同提出的，该理论强调，政府部门、企业、社会组织与公众联合，互相协调沟通，从而形成合力；从政府的层面来说，行政管理部门首要任务就是了解公众对公共产品的需求情况，从而更好地为公众提供更加有针对性的公共产品。但是从目前的实际情况来看，很多行政部门往往只是站在管理者的角度上，主观使其甚至强迫公众接受政府提供的公共服务。因此，为了维护广大群众的公共利益，政府应广泛听取公众的诉求。随着国家经济社会的高速发展，公众对公共产品和服务的需求也更加呈现出多元化的趋势，这也对政府提供公共服务水平方面提出了更高的要求，不仅要求政府提供的公共服务满足大多数公众的利益，还要注重兼顾特殊公共群体的特殊要求。从这一点来看，新公共服务理论的显著特点在于其更加人性化，强调对人的重视，罗伯特·登哈特提出一个观点就是政府应当在决策中体现符合时代发展的人性关怀。

四、新公共管理

新公共管理理论的提出者简·莱恩认为，企业的管理方法，比如战略评估、绩效管理、成本核算，能够促进政府工作效率的提高。当然，由于政府管理和现代企业管理在管理主体、对象、目标以及途径等方面存在一定的差异性，因此，那种认为政府管理等同于企业管理的观念必然是片面的，但这也并不影响政府管理部门在公共管理领域内吸收和学习现代企业管理中的人性化、精确性、关注消费者需求、重视成本控制、关注投入产出比等优点。通过借鉴现代企业的管理优势并辅助行政改革，以提升行政人员的工作积极性和责任意识，同时，也能够为更加准确地衡量工作绩效打下坚实的基础。

一方面，政府职能部门简政放权，放管结合。政府部门自形成之日起就是层级森严的集权机构，导致了政府部门"条""块"分割的状态长期存在，行政人员对于自己部门的认同感和责任意识要远远高于其他部门，同时，不同的行政部门间在实际的工作过程中常常会出现沟通障碍，大大降低了整个政府行政组织的反应速度和执行力。近年来，伴随着网络信息技术的高速发展，行政部门的决策体系正面临着比过去更巨大的行政效率方面的压力。面对组织间信息沟通不畅的问题，新公共管理理论提出授权的方法，减少决策的层级，通过权力下放的方式，提高反应速度。同样地，政府行政组织也可以学习企业的这种授权方法，提高应对外界变化的反应速度。简·莱恩强调，分散权力的组织所体现出的效率优势是十分明显的：一方面，部门自身的灵活性大大提高，对社会的新问题和公众日益增强的需求可以快速应对和处置，大大提高了工作效率；另一方面，简政放权也使政府部门更具创造力，行政人员的自豪感、责任感、使命感都更加强烈。

另外，新公共管理理论认为，适当的竞争对于政府管理来说是十分必要的。传统的管理学观点认为，政府部门应垄断公共服务，而私营企业的主要经营领域应当是微观经济。与此相反，新公共管理理论认为，在政府管理中引入竞争机制，对提高行政部门的管理效率大有益处，政府应打破公共服务供给的束缚，开放市场，让更多私营企业参与公共管理，利用"鲇鱼效应"提高行政部门的管理水平，从而提高其行政效率和质量。

五、政府治理理论

经济全球化促使了政府治理理论的创新，政府治理是指在市场经济条件下政府对公共事务的治理。国外关于政府治理理论的研究主要从三个视角出发，一是治理的"正式机制与非正式机制"，二是治理的"权力-责任"，三是不同的治理模型。大致有英国罗兹"实力-依赖关系论"、美国斯通的"政权论"及"调节论"。国内关于政府治理研究有政府管理导向、公民社会导向、合作网络导向三种途径。政府治理的基本特征是公共行政价值导向的转换、政府职能的转换、治理主体的多元化。政府治理有广义和狭义之分，广义的政府治理指整个公共行政的发展过程，即政府治理从传统迈向"善治"的过程；狭义的政府治理指政府依法治理。政府治理主要是探究市场、公民与政府的关系，找到适合中国政府治理的理论政策，助推政府治理能力的提升和现代化是当前我国政府治理理论研究的重要课题。

第三节　实行城乡环境卫生一体化管理的背景

城乡环卫一体化管理的口号，是在我国城市化进程快速推进的形势下提出的。改革开放以来，我国的现代化建设取得了长足进步，为国家的发展方式转变和管理方式转变创造了条件。

一、我国经济快速发展，为实行城乡环卫一体化管理打下坚实经济基础

改革开放，打破了我国长期实行的计划经济体制，以建立社会主义市场经济体制为目标，进行了一系列的改革，极大地促进了我国的经济发展和社会进步。经过近 40 年的发展，我国的工业基础更加坚实，技术水平全面提升，产品升级换代速度加快，产品的技术含量大幅度增加。国家和各级政府的财力积累，为政府推行先进的管理方式创造了条件。在国家和各级政府的财政预算中，用于民生的比例逐年提高。对城乡环卫实行一体化管理，契合国家改善民生的发展目标，又对改善城乡环境有极大的裨益，于国于民，有百利而无一害。我国工业装备水平的提升，为实行城乡环卫一体化管理提供了强大的技术支持。各城市环卫设施的逐步完善，为实行城乡环卫一体化管理建立了设施和装备基础。

二、农村公共基础设施改善，为实行城乡环卫一体化管理创造条件

我国的全面改革是从农村开始的。联产承包责任制极大地调动了广大农民的生产积极性，解放了农村生产力，使我国在很短的时间内解决了粮食短缺问题，解决了十几亿农村人口的温饱问题，促进了农村的全面发展，为工业的发展、城市的进步、社会的稳定创造了条件。在国家经济状况改善的情况下，公共收入增加，有条件投入大量资金改善农村的基础设施。在不长的时间里，农村的教育、卫生、道路、信息等与现代生产生活相关的设施有了较大的提升，为实行城乡环卫一体化管理创造了物质基础。农村基础设施的改善，使得现代城市的生活方式向农村延伸，现代城市的管理方式向农村移植具有了现实的可能。

三、现代城市形态的发展，为城乡环卫一体化管理打开了空间

我国的工业化有力地促进了城市化，加快了我国城市化的进程。城市化又极大地促进

了我国社会形态的转变。近年来，我国的城市化出现了一些新的动向：

一是都市圈的形成。大城市、特大城市对生产要素的聚集程度超出了人们的预期。随着城市交通网的建成，城市之间的交流变得更加快捷顺畅；现代信息技术的发展，将生产、流通、消费之间的联系变得更加紧密，极大地提高了生产的效率和生活的节奏；城市吸纳人才、资金、物资等生产要素的能力更加强大，同时，城市功能的辐射也变得异常强烈，对城市周边产生了强大的覆盖作用。在城市周边的一些点位上，形成了一些与大城市、特大城市相呼应的中小城市，形成了大城市的都市圈。处于都市圈里的乡镇，在城市发展浪潮的裹挟下，城市化、工业化都有了长足的发展，城市的生活方式逐渐影响到农村。都市圈的辐射影响力一般在同一个城市行政区域内，各省会城市和各计划单列城市及周边城市的形成和发展就是最典型的例子。

二是城市群的出现。在一个较大的区域内，因为各种原因，出现了许多的经济隆起点，经过一段时期的发展，这些经济隆起点发展成了若干个城市。我国由于行政区划的原因，各行政中心很容易发展成较大的城市，城市群的形成就显得更加顺理成章。在经济发达的地区，各城市的发展日新月异，各城市间相互竞争、相互补充，使得我国的城市化进程精彩纷呈，璀璨夺目。在形成的城市群中间，农村的发展得益于各城市发展的带动，出现了经济发展和社会进步的良性互动。如山东半岛城市群的发展就是很好的例证。

三是城市带的发育。在主要的交通干线上，独特的地缘特点和区位优势，转化为城市发展的强大动力，催生了横跨多个行政区域的城市聚落，形成了长达数百千米甚至上千千米的城市带。在国家有计划的引领下，城市带的发展方兴未艾。城市带的发展与经济带的发展相辅相成，促进了区域经济的高速发展，极大地改变着这些区域的经济和社会面貌。这些地区的广大农村也在发生巨大的变化，缩小了和城市的发展差距。城市形态的这些变化，在以前是不可想象的。它预示着我国社会的发展趋势。这些发展形态，要求对城市和农村实行统一的现代化管理，包括环卫一体化管理。

四、党和国家确立的发展目标，要求对城乡环卫实行一体化管理

改革开放以来，我国经济得到了前所未有的发展，取得了举世瞩目的巨大成就。在此基础上，党和国家确立了新的发展目标，组成了我国社会发展的目标体系，其中有小康目标、城市化目标、城乡协同发展目标、环境保护目标等。这些目标都对我国农村经济和社会发展提出了明确的要求。这些目标的实现，必将促使我国社会发生天翻地覆的变化。与这些变化相适应，必须对大发展后的农村地区实行高水准的规范化、专业化的管理。对城乡环卫实行一体化管理，就是适应国家发展目标的主动作为。

第四节　实行城乡环境卫生一体化管理的制约因素

一、经济发展不平衡制约

经济发展不平衡是我国的基本国情。我国地域辽阔，经济、文化等方面发展差异很大，尤其是经济发展的差异，对当地社会发展的影响巨大。改革开放以来，由于区位的优势不同，各地区经济发展的差距拉得更大。为了加快发展，国家有意识地对具有发展优势的地区采取了特殊的扶持政策，使得这些地区的发展优势更加明显。经过40多年的发展，发达地区的经济发展水平更加遥遥领先于落后地区。在东部部分发达地区，在长江三角洲地区、珠江三角洲地区，中小城市的国民生产总量和人均量，都是不发达地区的数倍甚至数十倍。与经济发展水平相关联，居民的生活方式、消费习惯、消费水平也拉开了较大的距离。经济的发展，给当地城市基础设施的建设积累了大量资金，城市的交通设施、绿地系统、环卫设施建设都站上了新的高度。而在不发达地区，镇与村庄的交通条件很落后，有的还没有硬化道路。环卫设施明显不足，垃圾的存储设施、收集运输设施、处理设施与发达地区相比，差距非常大，改善非一日之功。环卫的管理组织方式落后，经费严重不足。在一些缺水的地区，有的镇驻地尚未建成完整的供水系统，排水系统还是空白。这些发展中的巨大差距，对实行城乡环卫一体化管理，是一个严峻的挑战。

二、城乡二元结构的制约

长期以来，我国城市和乡镇及广大农村，存在着明显的二元结构。城市经济与农村经济的组织形式截然不同。城市以大生产的方式组织生产活动，劳动生产率、商品率和产品质量明显高于农村。农村以农业生产为主，人多地少，生产方式落后，生产效率低下，产品的商品率低，自给率较高。而且，长期的计划经济模式，使得工农业产品的价格不合理，农产品价格偏低，拉大了城乡差距。改革开放以来，虽然实行了联产承包责任制，迅速提高了农村的生产水平和农民的生活水平，但农村的生产方式没有发生根本的改变。国家看到了农村生产方式与国民经济发展不适应的现实，也采取了一系列的措施加以改进，但是农业、农村、农民问题的解决不是短期内能够完成的。农业基础薄弱，农业人口基数大，农业的产业化和规模经营程度低，农村人口的转移困难等社会问题，需要长期发展才能逐步加以解决。因此，城乡二元结构的问题，在我国还将长期存在。二元结构造成的城乡发展差距，对我国的社会影响还将是长期的。这是我们在实行城乡环卫一体化管理中必须认清的现实。

三、农村基础设施严重不足的制约

农村基础设施的不足有绝对不足和相对不足两种表现形式。在一些经济不发达的地区，交通设施落后和不足是普遍的现象。乡镇与县城之间的道路等级较低，缺少维护资金，路面破损现象严重，路面幅宽不够，车辆通行受到制约。镇区与村庄的连接道路状况更令人担忧。有的村庄的机动车出入都受到限制，或者是道路硬化空白，或者是没有能通行车辆的道路，包括土路。

供水和供电的状况也存在较大问题。相当部分的村庄供水采取就地取水、简单沉淀、利用地势高差供水的形式，水的压力不足，水量不够，做不到全天供水，时断时续。供电的负荷不够，电压的抗冲击能力差。地下管线的敷设缺口很大，不能满足村民生活和工农业生产的需求。环卫基础设施的缺口更是巨大，特别是垃圾处理设施还远远达不到基本的无害化要求。垃圾收集、运输设施落后，管理水平低。这些差距可以称之为绝对不足，需要长期的努力才能改善。在一些较发达的地区，乡镇的各项基础设施与城市相比也是不可同日而语的，无论在数量还是质量上都存在着较大的差距。环卫管理所需要的容器、车辆、设施，在发达的乡镇与城市的差距也是很大的，有相对不足的现象。

第五节　实行城乡环境卫生一体化管理应遵循的原则

城乡环境卫生实行一体化管理，是我国社会管理的一次重大改革。这项改革，涉及面广，影响力大，对我国的城乡环境乃至整个社会都会产生深远影响。要稳妥地将此项改革推向成功，必须遵循一定的原则。

一、实事求是的原则

实事求是是我们党的思想路线，是我们党在长期革命和建设中形成的。它告诉我们，看问题、办事情，一定要从客观存在的实际出发，而不是从自己的主观想象出发。客观存在的实际，就是一座城市的发展水平所表现出来的方方面面。城市的发展目标和方向，城市基础设施的现状与城市发展需求之间的差距，城市财政状况与承受能力，城市现有管理体制的优势与劣势等。总之，凡是城市存在的各种政治、经济、文化因素，都是客观实际，都会对实行城乡环卫一体化管理产生显性或隐性的影响，都应认真分析研究。要在认真分析研究城市和乡镇客观现实情况的基础上，提出本市城乡实行环卫一体化管理的工作思路。实事求是的思想路线，我们提出许多年了，但在工作中的贯彻，常常出现一定的偏差，主要表现为唯上不唯实。对上级的要求和目标，不从本城市的实际出发贯彻落实，而是盲目跟风，人云亦云，造成工作计划与实际脱节，浪费国家大量资金，实际效果却与上级的目标和要求相距甚远。对城乡环卫实行一体化管理，是一项看得见摸得着的实际工作，来不得半点的虚假，每一项工作都要落到实处。贯彻实事求是的工作原则，是做好此项工作的指导思想，也是实施城乡环卫一体化管理的第一要务。

二、差别化原则

差别化就是找出本城市与其他城市的不同之处，在贯彻国家推行城乡环卫一体化发展的战略方针的时候，把国家的目标与本城市的情况结合起来，创造性地进行工作，打造具有本市特色的城乡环卫管理一体化体制。国家的城乡环卫一体化方针，是指导全国的战略。各个城市所处的区位不同，所处的发展阶段不同，历史的传承不同，居民的生活方式与生活风俗不同，因而，在实施城乡环卫一体化管理过程中所采取的具体方法、手段、管理办法也应该是有所差别的。贯彻差别化原则，就要坚决摒弃"一刀切"的思想方法和工作方法，根据本城市的具体情况，制订出适合本市的城乡环卫一体化实施方案并贯彻落实，创造具有地方特色的城乡环卫一体化管理体制和工作方式。

三、适城适策的原则

适城适策的原则，是指在具体进行城乡环卫一体化管理体制的设计和设备的选择上，采取最适合本城市的措施。在管理体制上，有集中管理和分级管理的区别；在作业方式上，有自行作业和委托作业的不同形式；在机械的配置上，有多种作业车辆、机械可供选择。但这些选项，并不是所有的都适合每一个城市。要在这许多选项中找出最适合本市的方案，要有对国家城乡环卫一体化方针目标的准确把握和对本城市实际状况的深入了解，要有解决城乡环卫一体化管理中实际问题的愿望，要有把控大局和解决实际问题的能力。一个城市，能建立起符合本城市的城乡环卫一体化管理体制，解决本城市在城市化进程中出现的各种环卫管理问题，则这个城市的城乡环卫一体化管理体制和制度肯定是有地方特色的，是有区别于其他城市的特质的。

四、与城市经济发展相协调的原则

经济是一切社会管理活动的基础，经济发展的水平决定了城市管理的水平。城市管理的理念、制度、方式方法，都是由经济发展水平决定的。离开了经济发展基础谈管理，管理就会变成空中楼阁，因此，我们在研究实行城乡环卫一体化管理问题时，也离不开这个前提。城乡环卫一体化管理方案的设计，一定要与城市的经济发展水平相协调。首先，在城乡环卫一体化管理目标的确立上，要考虑城市的发展前景，也要考虑城市管理的现实需要。要把长远利益与现实需求有机地结合起来，追求长远利益与眼前利益的统一其次，要考虑城市的财政承受能力，将实行城乡环卫一体化管理建立在可持续进行的基础上。要考虑一次性投入的费用，更要考虑长期管理的费用，使城乡环卫一体化管理在财政有效支撑的基础上高效运转。不要提过高的要求，不要搞过头建设，不要开空头支票，更不要超前建设，竭泽而渔，使建设和管理相互脱节，后续乏力。

五、与教育群众相结合

实施城乡环卫一体化管理，既是一场社会管理的改革，也是一场教育群众、移风易俗的社会变革。这场变革，要改变农村居民千百年形成的生活习惯和行为方式，按照资源化、减量化、无害化的要求投放和存放垃圾，按照专业化的要求收集和处理垃圾。同时，在村街保洁方面，打破我国自古以来"各扫自己门前雪"的传统，实行专业化的保洁。这项工作，从一开始，就是一件涉及千家万户的事情，只有发动群众进行积极广泛的参与，才能取得显著的成效。离开了广大群众的参与，实行城乡环卫一体化管理就是空中楼阁。因此，在实施城乡环卫一体化管理的过程中，始终要把教育群众放在重要的位置上，进行长期的不懈努力。要制订细致的工作方案，既要教育，又要引导，更要科学组织，动员广大群众参与到城乡环卫一体化管理中来，在实践中提高认识，提升素质，进而提升生活质量，改变社会风气及村民的生活和行为习惯。

六、循序渐进、稳步推行的原则

实施城乡环卫一体化管理，涉及面广，工作量大，人力、物力、财力的投入巨大，不会是一蹴而就、轻易成功的。要有周密的计划、严密的组织、科学的实施方法，循序渐进，稳步推行，以期取得良好的社会效果。要采取有效的措施，引导群众积极参与，平稳推进。切忌不顾实际，一哄而上，热闹而起，冷清而终，造成人力、物力、财力的巨大浪费。

七、激励与约束相结合的原则

实行城乡环卫一体化管理，是一项重大的社会管理改革，是一场农村社会的移风易俗运动，是一种新型的环卫管理体制的确立过程，需要经过较长的时期才能确立和完善。在这个过程中，有大量的工作要做，需要利用行政的、经济的各种手段进行有效的控制，以期缩短这个过程和不出现或少出现偏差，因此，需要有较强的激励与约束机制。每一个中小城市的政府和主管部门，对管理实施所涉及的乡镇政府，都要提出明确的目标要求和时限要求，并按要求进行严格的考核，将考核结果与实施过程结合起来进行奖惩。

实施城乡环卫一体化管理的难点在于改变千百年来农村居民的生活行为和生活习惯。

对实施过程中涉及的广大农村居民，在进行普遍教育的基础上，要有明确的激励与约束措施。要依据法律法规的精神，制定简约明确的行为规范，辅以可操作性的激励与约束条件，公之于众，遵照执行。通过一段时间的不懈努力，使城乡环卫一体化管理步入正轨。

第六节　实行城乡环境卫生一体化管理的基本内容

城乡环卫实行一体化管理，就是按照城乡统筹发展的思路，将农村环卫工作放到与城市环卫工作同等重要的位置。通过一系列的工作措施，对广大农村实行与城市同质的道路和公共场所清扫保洁、垃圾收集运输、垃圾无害化处理，通过规范的环卫管理，提升农村环境卫生质量，改变垃圾围村、水体污染、环境恶化的状况，建设适宜人居、山清水秀的现代化社会主义新农村。这项工作的基本内容如下：

一、建立适应农村需要的环卫管理体制

在一段时期内，说到环卫工作，那就是城市的事情，与农村没有关系。城市政府不管乡镇环卫工作，乡镇政府对环卫工作任其自由发展，这样，就导致了农村环境的"脏、乱、差"，垃圾围村、围镇、围山、围河，污染村居，污染水体，污染山林，导致整个农村的环境严重恶化。很多城市的市委文明办、农工办、政府农业管理部门、爱国卫生部门等多个部门先后指导过乡镇的环境卫生工作，但由于职能不清、责任不明、专业不精而导致管理不到位，乡镇的环卫工作始终在低位徘徊，不得要领。专业的环卫管理部门因为职能被限制在城市而无法发挥作用，致使城乡环卫管理割裂，出现二元现象。实施城乡环卫一体化管理，要将城市对环卫管理的体制优势向乡镇延伸，将城市环卫管理的资源与农村共享，为广大乡镇的环卫管理水准的提升打开空间。经过多年的实践，许多城市环卫管理积累了丰富的经验，积聚了很好的环卫管理资源，建设了完备的环卫基础设施，有的完全可以实行共建共用。将城市环卫管理有计划地向农村延伸，将城市的有关环卫基础设施与乡镇共享，可以在较短的时间内改变农村的环卫管理现状，提升环卫管理水平。

实行城乡环卫一体化管理的首要任务是建立覆盖乡镇全域的环卫管理网络。有人谋事，有人做事，事有人管，人有专责，是实行城乡环卫一体化管理的基本要求。根据现有的国家体制，市与乡镇都是一级政权组织，辖区内的环卫管理是当地政府的固有职责，因此，这有一个环卫管理的职权划分问题。由于乡镇的经济总量和区域面积都比较小，因而管理的工作量比较小，乡镇环卫管理与城市环卫管理既有共性，也有自己的特点。研究乡镇环卫管理的现状就会发现，乡镇与城市在管理环节、工作内容上基本相同，只是在工作标准、工作体量上有所差异。一般而言，乡镇的道路和公共场所清扫保洁、垃圾投放、垃

垃圾收集运输、公共厕所的管理等环节与城市一致，需要构筑完善的环卫作业管理网络以及与作业管理网络相适应的管理体制。

乡镇在环卫管理上的最大薄弱环节是垃圾处理设施的低水平。要改变这种状况，最便捷的方法是在垃圾处理上与城市垃圾处理设施资源共享。要做好城市垃圾处理设施与城乡环卫一体化管理的对接，设计好乡镇的垃圾收集运输体系，升级改造或新建扩建城市的垃圾处理设施，以满足城乡垃圾处理的需要。乡镇的基本特点是居住分散，因而在道路保洁、垃圾收运、公厕管理等子系统的构建时，要从乡镇的实际出发，既要满足管理的需求，又要考虑节约人力物力财力，但基本的要求是要做到全域覆盖。做不到全域覆盖，就不能真正实现城乡环卫一体化管理。

要充分发挥村委会、居委会在实行城乡环卫一体化管理中的作用。村委会、居委会作为基层居民自治组织，在村庄保洁、组织居民投放垃圾、垃圾储存等环卫管理环节上，应发挥主导作用。村庄应建立起专业的道路保洁队伍，负责村庄的道路保洁，管理垃圾投放设施，指导村民按要求投放垃圾，协助专业单位和人员做好垃圾清运等工作。只有最基层的环卫管理做好了，乡镇的环卫管理才会有坚实的基础。

乡镇的垃圾可以由镇上统一组织清运。使用与垃圾存储设备配套的车辆，定时进行清运作业，将垃圾运至市里的垃圾处理场所进行无害化处理；也可以将垃圾清运工作交由有一定资质的环卫专业单位负责。

乡镇的环卫管理有两种基本的形式。一是乡镇组建环卫行政和业务主管机构，管理乡镇的环境卫生工作，并组建环卫作业队伍负责环卫作业。这种形式的特点是属地管理，乡镇对区域环卫管理负总责。二是乡镇组建环卫行政和业务主管机构，管理乡镇的环境卫生工作，对环卫作业，采取外包的形式交与有资质的环卫专业队伍去做。

市级对乡镇环卫管理也有不同的方式。有的市对乡镇的环卫管理采取属地独立的管理方式，有的市实行条块结合的方式。在经济不发达地区，采取属地独立的形式较多。在经济发达地区，采取条块结合的形式较多。就管理的水准而言，实行条块结合的管理方式的水准明显高于属地独立的水准。

实行何种管理体制，是由当地经济发展水平决定的，也与管理者的理念和确立的目标有关。无论采用何种管理体制，适应当地的具体情况，满足管理需求是最重要的考量。

随着城乡环卫管理一体化的实施，环卫管理专业化的要求会越来越强烈。对目前存在的多头管理乡镇环卫工作的局面，应在具备一定条件的基础上，有计划地向具有专业管理能力的环卫行政和业务部门转移，使城乡环卫一体化管理具有权威性和专业性。

二、进行乡镇环境综合整治

长期以来，由于没有正常的专业的环卫管理，乡镇环境卫生问题比较严重，最突出的问题就是垃圾的乱倒导致垃圾成灾。在村边、水边、山脚、路边，凡是公共区域可以倾倒垃圾的地方，都会看到成堆连片的垃圾。要对乡镇进行正常的环卫管理，必须对这些积存垃圾进行彻底的清理，运到有处理能力的场所进行无害化处理。要对容易积存垃圾的区域进行整理改造，从自然环境上杜绝垃圾存在的空间。要对群众进行基本的环卫教育，改变不好的生活方式和生活习惯。

环境综合整治工作涉及社会的各个方面，单靠环卫行政和业务主管部门单打独斗是不行的，必须由政府统一组织，调动社会各方面的力量，在一定时期内，进行持续不断的努力。一段时期以来，在有的地区，政府组织对农村进行了"五化"建设：以村庄植树、种花、植草为主要内容的绿化建设，以在村庄设立路灯为主要内容的亮化建设，以粉刷墙体美化立面为主要内容的美化建设，以硬化村庄道路为主要内容的硬化建设，以道路清扫保洁、垃圾清理为主要内容的净化建设。"五化"建设大大提高了村庄的环境水准，对广大群众是一次很好的移风易俗教育，为农村的长效管理创造了良好的环境和氛围，在环境综合整治的过程中，环卫行政和业务主管部门要积极作为，在治理目标、要求、时限、标准等方面当好政府的参谋。通过专业的谋划和强有力的组织，争取在短时间内取得环境综合整治的良好效果，为环卫的长期专业管理打下坚实的基础。

三、进行持续不断的环卫基础设施投资

实施城乡环卫一体化管理，面临的一个现实问题是农村环卫基础设施的薄弱。长期以来，由于二元结构的原因，农村环卫基础设施缺乏统一的规划，也缺乏有效的投资，因而，环卫基础设施严重不足，直接影响到农村环卫管理的正常进行。农村的基本现状又是居住分散，垃圾产生的区域大，对道路保洁、垃圾收集运输设施的需求迫切。现代环卫已进入机械化时代，完全靠手工劳动的时代已经成为过去式。在这种情况下，要做好城乡环卫一体化管理，使城乡环卫体制能够兼容融合，必须对乡镇的环卫基础设施进行持续投资，使之能够与城市现有的环卫体制对接。要在垃圾投放设施、收集设施、运输及转运设施的建设方面有计划地进行，力争在较短的时间内，建立完备、适应的乡镇环卫基础设施，并以此为中心，构建合理的城乡环卫一体化管理体制。

四、建立实施城乡环卫一体化管理的财政保障体制

实行城乡环卫一体化管理，没有坚实的财政保障制度，是不可能持久的，甚至会挫伤基层干部群众的积极性。要根据当地的财政体制，建立常态化的城乡环卫一体化管理的财政保障制度。在我国相当多的地区，乡镇的财力非常薄弱，不足以支撑城乡环卫体化管理的支出，因此，县、市的财政支持就显得十分重要。要建立上级财政对乡镇城乡环卫一体化管理工作的财政转移支付制度，使乡镇的环卫管理能够正常进行，保证环卫作业的正常实施。要采取有力措施增加乡镇的财政收入，增强乡镇财力。财政的投入，要能保证人员的工资、正常的管理、设施的投入和更新、设施的使用和维护等各项费用的支出。

第二章　公共场所卫生

用环境卫生学的理论和技术，研究自然或人为公共场所环境卫生问题，为制订相应卫生标准和实施卫生监督提供科学依据。包括空气卫生、饮用水卫生、室内卫生以及噪声、采暖公共用品等环境卫生问题。

第一节　概述

一、公共场所

公众从事各种社会活动的场所，是住宅以外的各种临时性场所，是人类生活环境的组成部分。公共场所是在自然环境或人工环境的基础上，根据公众生活活动和社会活动的需要，由人工建成的具有多种服务功能的封闭式(如宾馆、展览馆、电影院等)和开放式(如公园、体育场等)的公共建筑设施，供公众进行学习、工作、旅游、度假娱乐、交流、交际、购物、美容等活动的临时性生活环境，不仅要为公众提供优质的服务项目，还应为公众创造有利于健康的活动环境。公共场所应是优化的次生环境，是随人类文明生活需求的日益提高而发展起来的。人们除了家庭生活以外，通过社会上的各项服务，得到更多的物质上和精神上的满足，更加丰富生活、增长见识，有利于促进身心健康。

中国公共场所的种类很多，根据国务院 1987 年 4 月 1 日发布的《公共场所卫生管理条例》规定，能依法进行卫生监督的公共场所共分为 7 类 28 种。①住宿与交际场所(8 种)：包括宾馆、饭店、旅店、招待所、马车店、咖啡店、酒吧、茶座。②洗浴与美容场所 (3 种)：包括公共浴室理发店、美容店。③文化娱乐场所(5 种)：包括影剧院、录像厅(室)、游艺厅(室)、舞厅、音乐厅。④体育与游乐场所 (3 种)：包括体育馆(场)、游泳场(馆)、公园。⑤文化交流场所 (4 种)：包括展览馆、博物馆、美术馆、图书馆。⑥购物场所 (2 种)：包括商场 (店)、书店。⑦就诊与交通场所 (3 种)：包括候诊室、候车 (机、船) 室、公共交通工具 (汽车、火车、飞机和轮船)、银行营业大厅、证券交易厅、展销厅、会议中心、网吧、老年人活动中心、儿童活动中心、殡仪馆等也都属于公共场所。公共场所已向多功能综合性发展，商场(集市)、娱乐城、迪士尼乐园、旅游景点等都属于公共场所。

二、卫生学特点

（1）存在散播疾病的传染源：公共场所多向全社会开放，人群中会有传染病患者或病原携带者，可通过多种途径传播疾病，并通过现代交通工具迅速传到远方。②疾病传播途径多样：人多，接触频繁，公共设施易被污染，容易造成呼吸道、肠道、皮肤传染病传播。③易感人群多：接触频繁，老、弱、病、残、幼、孕等弱势群体为易感人群。④从业人员接触病原体的机会多：从业人员长年工作在固定的公共场所，接触到环境中各种有害因素的机会比社会公众更多，持续接触的时间更长，有害物质暴露量更大。

三、卫生标准

公共场所卫生工作的核心是创造良好、方便、舒适和卫生的生活环境，预防疾病，保障公众健康。中国根据《公共场所卫生管理条例》规定，7 类 28 种公共场所的空气和微小气候、水质、采光和照明、噪声、顾客用具和卫生设施等均应符合卫生部和国家技术监督局 1996 年颁布的《公共场所卫生标准》。不同公共场所卫生标准见表。

四、卫生管理

生产企业的主管部门、企业内部和卫生机构依照国家有关卫生法规的规定对企业所进行的预防疾病、保障健康的卫生管理工作。

公共场所主管部门。公共场所的主管部门应配备专职或兼职的卫生管理人员，建立卫生管理制度，加强对所属经营单位的卫生管理工作。根据《公共场所卫生管理条例》（简称《条例》)、《公共场所卫生管理条例实施细则》（简称《细则》）和《公共场所卫生标准》（简称《标准》）的卫生要求，结合本部门的工作特点，不断研究改善卫生服务质量的措施。对所属经营单位的卫生质量、从业人员的健康体检、卫生知识培训等情况应坚持经常性检查，应及时了解所属单位存在的主要卫生问题并监督和协助解决。

五、公共场所经营单位

重点做好四项工作。①配备人员，建立制度：经营单位应成立卫生管理的组织机构，配备专职或兼职的卫生管理人员，建立岗位责任制。大的经营单位还可将卫生要求具体分配到所属各个小的单位，将卫生服务纳入整个服务工作的考核内容。②开展卫生培训工作：组织从业人员学习有关的卫生知识，了解《条例》《细则》和有关的《标准》内容，请卫生部门教会必要的卫生操作技能和常用的消毒方法，了解常见突发事故的现场救护和处理方法，并定期复训。③组织从业人员进行健康检查：从业人员与顾客接触频繁不应患有感染性疾病。公共场所的经营单位应负责组织本单位从业人员的健康体检工作，向所在地区卫生机构提交从业人员健康体检名单，并根据健康检查结果对患有病毒性肝炎、细菌性痢疾、伤寒、活动性肺结核、化脓性或渗出性皮肤病、重症沙眼、急性出血性结膜炎、性病等疾病的人员，应及时调离直接为顾客服务的工作岗位。④开展对顾客的卫生宣传：公共场所的经营单位必须在管理好自己的同时，要求顾客协助和监督本单位从业人员执行好有关的各项卫生服务制度和规则。向顾客介绍和说明本单位必须遵守的主要卫生制度和规则以及解释宣传教育工作。并对顾客的不卫生行为进行劝阻，当顾客在营业场所有吸烟、随地吐痰、乱扔垃圾等不卫生行为时，应及时予以劝阻，以维护本营业范围内的环境卫生。

六、卫生部门

包括三个方面的工作。①从业人员的培训和健康体检：卫生机构通过举办学习班，对公共场所从业人员进行培训，指导从业人员掌握和执行好《标准》、《条例》和《细则》，熟悉有关卫生操作技术和预防措施，并定期考核，考核合格发给"上岗证"。健康检查应由委托单位的保健室或当地的医疗机构来承担，检查合格者发给"健康合格证"。②发放"卫生许可证"：经营单位应在经营前到所在地卫生机构领取"公共场所卫生许可证申请表"，填写后经卫生机构审查、监测，合格后由当地卫生行政部门核发"公共场所卫生许可证"，获证后方可营业。《条例》规定，卫生许可证"每两年复核一次。③向公众进行健康教育：公共场所是人群密集而又流动性较大的场所，因此是向公众进行健康教育的十分重要的场地。卫生机构可与有关部门合作，也可指导公共场所主管部门或经营单位，采用多种形式向公众进行卫生宣传教育。

第二节　购物场所卫生

售购商品场所的卫生要求。顾客可以在商场(店)浏览、观赏、挑选、购置各种商品，读者在书店阅读、挑选满意的书籍、音像资料等，人们可以在此度过较长的时间。

一、健康影响

人们在购物场所内的逗留时间往往较长，应该创造一个清洁卫生、舒适方便的购物环境。

（一）小气候

购物环境的室内小气候应适合广大顾客的活动状况和衣着情况。冬季室内外温差大，顾客防寒衣服无处存放，活动频繁，可感不适，易患感冒。夏季室内温度过低也会引起受寒。要结合具体情况调节室内的温度。《商场（店）、书店卫生标准》（GB 9670－1996）规定有空调装置的室内温度应在18~28℃，无空调装置的采暖地区，冬季室温应≥16℃，相对湿度应40%~80%，风速应≤0.5m/s。

（二）空气质量

购物场所的室内空气污染来自顾客大量呼气带来的污染和建筑装饰装修材料、商品散发的有害气体。除主要的甲醛、苯系物、甲苯二异氰酸酯以外，还可能有多种醇类、醛类，醚类、酮类、卤代烃类等的化合物。有些商品在生产过程中使用了某些化学物质，在货架上就会释放出来。例如，某些布料和纺织品中有甲醛释放出来；某些塑料玩具等会释放出一些挥发性有机化合物；家具散发出的有机物种类更多；图书的印刷油墨也会散发出挥发性物质。多种有害物质混在一起，使人产生不适感。

（三）交叉感染

图书、商品等货物经过多人触摸、翻看，易沾上致病微生物，容易引起交叉感染，传播沙眼、皮肤病、消化道疾病等，尤其是出售旧衣物等生活用品，必须经过消毒后方能出售。出售旧书的商店也应尽量将旧书经过杀菌波长的紫外线照射。

二、卫生要求

应按照现行中国国家标准《商场（店）、书店卫生标准》（GB 9670－1996）执行。

本标准规定了商场（店）、书店的小气候、空气质量、噪声、照度等标准值及其卫生要求。适用于城市营业面积在300m² 以上和县、乡、镇营业面积在200m² 以上的室内场所、书店。

除以上已经提及的规定以外，主要的内容还有：①店内的二氧化碳（CO_2）应≤0.15%，一氧化碳（CO）应≤5mg/m³，甲醛应<0.12mg/m³，可吸入颗粒物（PM10）应≤0.25mg/m³，空气细菌总数应≤7000CFU/m³（撞击法）。②购物场所应有良好的照明：照度应>100lx，若利用自然采光，则窗地面积比不应小于1/6。③应有机械通风设备：新风量不应低于20m³/（h·人），进风口应远离污染源。④店内禁止吸烟，每层楼应设有顾客休息处。⑤卫生间应有良好通风排气装置，做到清洁无异味，应设洗手池和衣物挂钩。⑥各类商品应分类摆设，如食品、化妆品、服装等应该分类设在清洁区域，农药、油漆等另设销售区。⑦出售旧衣物等生活用品的商店，应有消毒措施和消毒制度，旧衣物必须经消毒后方可出售。

一些大型室内购物场所将几百家甚至上千家的各色样品的店铺、各种风味的食品店和饮食店，多种娱乐场所及地下停车场等都容纳在同一建筑物内，人们不需要走出室外就能享受到各种商业服务。此类建筑物如果机械通风不充分，新风量不足，极易造成室内污染。主要污染物有来自人员呼出的 CO_2、呼吸道致病微生物、各种能源燃烧（汽车、炊事等活动）排出的 PM10、CO、氮氧化物，店铺的装修材料和家具等释放的甲醛、总烃等。此类室内公共场所必须更严格健全室内通风条件，确保室内空气质量。

第三节　就诊与交通场所卫生

就诊与交通场所的卫生要求。就诊与交通场所包括候诊室、候车（机、船）室和公共交通工具。

一、医院候诊室

供患者门诊就医的场所，包括挂号、候诊、取药等地方。候诊室一般可分为四种类型：①集中候诊室（厅），属于多功能的候诊室，从挂号、就诊到取药全过程均在厅内完成，而且几个科室公用这一候诊室。②廊式候诊室，患者在各自就诊科室制定的走廊段内分段候诊。③分科候诊室，各科室单独设独立的候诊室。④庭院式候诊利用庭院候诊。

（一）健康影响

候诊室是所有公共场所中人群健康水平最差的公共场所，也是最容易引起交叉感染的公共场所。人员拥挤造成的环境污染、长时间等候又加重了暴露强度。患者和陪护人员既可能是病原体传播者，又可以是易感人群，极易相互感染上疾病。因此，候诊室的卫生管理就更为重要。候诊室的污染主要来自下列几方面。

l. 空气质量

由于候诊场所人员集中，就会产生大量的呼出气。二氧化碳（CO_2）、水分、呼吸道致病微生物，还有其他多种废气和臭气等都在室内聚积，空气质量极差，不但影响患者的心情，而且易引起呼吸道传染病。另外，有些医院的候诊室刚装修完毕即开始接诊，候诊室内散播多种刺激性气体，加重了对患者呼吸道的刺激。所以，候诊室一定要加强通风换气。在开诊时间内开窗通风时，气流不宜直接吹向患者；在中午或下午开诊结束后，应彻底开窗通风换气。集中式空调应补给足够的新风量。刚装修完毕的区域，应当将气味散发掉后再使用。

2.小气候

候诊室内的人群都是体弱人群，免疫水平低，对室内小气候很敏感。有些患者可能刚抽完血或刚做完 X 线透视等检查，衣服尚未穿好，所以，候诊室内的小气候一定要适宜，不能过冷，以防感冒，加重病情。但也不能过热，过热也会使患者感到不适。候诊室的小气候应使患者感到舒适、透气、心情平静。

3.地面、墙面和物体表面

患者和陪护人员在候诊室内接触最多的是地面、墙面、座椅以及扶手、门把手、自来水龙头、卫生间的手动水栓等物体，人们反复走动、触摸，污染非常严重。尤其是卫生间，不仅用于大小便，还是患者留取粪、尿样品的地方，污染更为严重。这些环境表面和物体表面通常能检出化脓性葡萄球菌、大肠埃希菌、志贺菌、轮状病毒、肝炎病毒，甚至还有癣菌等皮肤病的病原体。这些污染极易造成患者和陪护人员之间的交叉感染，传播疾病。因此，这些地方必须每天多次清扫、擦洗经常消毒；应多设置痰盂和污物桶，每天清洗和消毒。

（二）卫生要求

在中国应按照现行国家标准《医院候诊室卫生标准》（GB 9671－1996）执行。标准规定了医院候诊室的微小气候、空气质量、噪声和照度等标准值及其卫生要求。适用于区、县级以上医院（含区、县级）的候诊室（包括挂号、取药等候室）

除上述要求外，主要还有：

（1）医院候诊室内 CO_2 应 ≤ 0.10%，氧化碳（CO）应 ≤ 5mg/m³，甲醛应 ≤ 0.12mg/m³，可吸入颗粒物（PM10）应 ≤ 0.15mg/m³。空气细菌总数应 ≤ 4000CFU/m³（撞击法）。②有空调装置的室内温度应在 18~28℃，采暖地区室内无空调装置的候诊室在冬季的室温应 ≥ 16℃，风速应 ≤ 0.5m/s。而且候诊室内应禁止吸烟及从事污染环境的其他活动。③候诊室应保持清洁、整齐、安静，噪声应 <55dB（A）。④候诊室内应有合适光照，照度应 ≥ 50lx。光线要柔和。⑤室内应采用湿式清扫，垃圾废弃物应日产日清。卫生间应随时清扫、消毒、保洁。⑥医院的消毒制度非常重要，应健全消毒制度，设专有的消毒室。传染病流行时更应加强消毒。⑦不得在候诊室内出售商品和食物，候诊室内不设公用饮水杯。⑧应有健全的消毒制度，疾病流行时应加强消毒（传染病专科医院应天一消毒）。⑨新建区、县级以上的医院应设分科候诊室。

二、公共交通等候室

为乘坐飞机、火车、长途汽车、轮船等大型交通工具的旅客提供的室内等候场所，如候车（机、船）室。

（一）健康影响

大型交通工具的载客量很大，等候室内往往很拥挤，而且人员的流动性很大。所以，等候室是人员多而密集的公共场所，也是最容易将病原体携带并远距离传播的散发场所。因此，等候室的环境质量非常重要空气质量 室内空气是呼吸道疾病的重要传播途径。如果通风换气不良，空气中的各种有害物质在室内聚积，给旅客甚至给前往的目的地造成影响。所以，定要有合适的自然通风，或者应有足够新风量的机械通风设备。通风管道应定期清洗，以防止二次污染。在呼吸道传染病的流行期间要对旅客进行体温检查，协助卫生部门做好预防工作。同时应加强通风系统的清洗和消毒。室内应禁止吸烟，宜在有通风设施处设单独吸烟区。

l. 小气候

等候室内的小气候应合适，否则会引起感冒。不能因为通风换气而降低室温，应综合调节小气候至合适程度。地面、座椅等物体表面 旅客的走动、行李的拖拉、随地吐痰等，都会造成地面严重污染，座位除了坐人以外，还要堆放行李，使座椅表面沾上污物，尤其是卫生间的地面、墙裙、水龙头以及卫生间手动水栓等部位更易污染。这些地方极易检出消化道病原体，例如大肠埃希菌、志贺菌、肝炎病毒、轮状病毒，甚至检出寄生虫卵。因此，这些部位的交叉感染也很严重。地面应及时清扫，不应有垃圾、废弃物和痰迹等；应设足够的痰盂和果皮箱，定期消毒；垃圾日产日清。

2. 卫生间

卫生间应有单独通风排气设备，地面和墙裙应每日清扫，做到无积水、无积粪、无明显臭味。

3. 饮水

饮水水质应符合饮用水水质标准。公用茶杯应经过消毒。饮水管龙头应定期清洗消毒，否则易传播消化道传染病。

（二）卫生要求

在中国应按照国家现行标准《公共交通等候室卫生标准》（GB 9672—1996）执行。标准规定了公共交通等候室的微小气候、空气质量、噪声、照度等标准值及其卫生要求。特等和二等火车站的候车室、二等以上的候船室、机场候机室和二等以上的长途汽车站候车室均必须照此标准执行。

除以上要求以外，主要还有：①CO_2 应 ≤ 0.15%，CO 应 ≤ 10mg/m³，甲醛应 ≤ 0.12mg/m³，PM10 应 ≤ 0.25mg/m³，空气细菌总数应 ≤ 7000CFU/m³（撞击法）。候机室有几个指标要求更严些，PM10 应 ≤ 0.15mg/m³，空气细菌总数应 ≤ 4000CFU/m³。②有空调的室内冬季温度应在 18~20℃，候机室应 18~22℃；夏季均为 24~28℃，无空调的采暖地区冬季室温应 ≥ 14℃（候机室应 ≥ 16℃），风速应 ≤ 0.5m/s。候机室的相对湿度为 40%~80%，其他等候室不要求。③等候室的噪声不能太大，应 ≤ 70dB（A）。④等候室内应有适宜的光照，候机室的照度应 ≥ 100lx；其他等候室应 ≥ 60lx。⑤等候室（含机场隔离区，下同）的内外环境应清洁整齐，地面应无垃圾、废弃物和痰迹等。⑥等候室外应按旅客流量设置相应数量的卫生间。卫生间的布局应合理，必须有单独通风排气系统；卫生间内不得设座式便器，卫生间地面、墙裙应使用便于清洗的建筑材料，有地面排水系统；卫生间应每日定时清扫，做到无积水、无积粪、无明显臭味。⑦等候室内禁止吸烟，宜在有通风设施地方设单独吸烟区。⑧等候室不能传播病媒生物，应有防虫、防鼠设施并保证完好有效。蚊、蝇、蜂螂等病媒昆虫指数及鼠密度应达到全国爱国卫生运动委员会的考核规定。⑨新建、改建等候室的设计卫生均应执行标准的要求。

三、公共交通工具

包括旅客列车车厢、轮船客舱、飞机客舱等长途送客的大型公交工具。此类公共场所是运载旅客送往各地的移动性室内公共场所。旅客终日在此环境内生活、活动，是一个临时性的生活食宿的环境。

（一）健康影响

在此类室内环境中，人员集中，活动范围小。人们在有限的空间里活动，比较拥挤，容易引起空气污染、卧具和物品污染、饮水污染、餐具污染等。小气候容易过冷过热。旅客在这样的环境内往往抵抗力下降，情绪低下，容易引起疾病。所以，交通工具的环境质量是很重要的。与此同时，也应要求旅客不能污染旅途的室外环境。

（二）卫生要求

中国应按照国家现行标准《公共交通工具卫生标准》（GB 9673－1996）执行。本标准规定了旅客列车车厢、轮船客舱、飞机客舱的微小气候、空气质量、噪声、照度等标准值及其卫生要求。适用于旅客列车车厢，轮船客舱、飞机客舱等场所。主要要求有：①CO_2 应 ≤ 0.15%，CO 应 ≤ 10mg/m³，PM10 应 ≤ 0.25mg/m³（飞机内应 <0.15mg/m³），空气细菌总数应 <4000CFU/m³（飞机内应 <2500CFU/m³）。新风量应 > 20m³/（h·人）[飞机内应 >25m³/（h·人）]，并严禁吸烟，宜在通风处设置吸烟区。②有空调的室内冬季温度应在

18~20℃、夏季为24~28℃，无空调的室温应≥14℃，垂直温差应≤3℃（轮船客舱不要求）。相对湿度飞机应40%~60%、火车应40%~70%、轮船应40%~80%。风速应≤0.5m/s。③饮水应符合饮水水质标准。贮水水箱和蓄水设施应定期清洗消毒。茶具餐具均应消毒后供旅客使用。若使用次性餐饮具，应在使用后及时处理，集中销毁。④卧具、铺位需整洁卫生，硬卧火车卧具应单程更换，软卧车及轮船三等舱以上的卧具应一客一换，四、五等舱的卧具应保持清洁。飞机座位头片应一客一换，公用毯使用后应及时消毒、加封。

　　除以上要求外，还应达到以下要求：①火车、轮船应有茶具消毒设备，未经消毒的公用茶具不得供旅客使用。飞机上供旅客使用的茶具、餐布等须消毒后上机，应严格执行储藏规定。旅客用毕的一次性塑料饮餐具等容器应及时处理，集中销毁。②旅客列车、轮船、飞机上的卫生间的卫生设施应保持完整。卫生间内应无积水、无积粪、无明显臭味。火车和轮船内的卫生间不应设座式便器。飞机内的卫生间应按要求在马桶内投放化粪剂及消毒剂。③车厢和客舱内的蚊、蝇、蜂螂指数及鼠密度应达到全国爱卫会考核规定。若发现四害，应立即杀灭。车厢和客舱用于消毒的杀虫和灭鼠的药物，不得有损于人体健康。④旅客的固体废弃物应统一装袋，应停站时集中处理，不得随意向窗外抛弃。⑤车厢和客舱内禁止吸烟，应有禁烟的明显标志和管理制度。宜在通风处设置吸烟区。⑥严禁携带腥、臭物品及有碍公共卫生的物品进入车厢或客舱。⑦火车行驶市区、大桥、隧道和停车5分钟以上的车站时，应锁闭卫生间，不得倾倒污水、污物，保持周围环境清洁。⑧公共交通工具的设计卫生应执行本标准的要求。

第四节　体育与游乐场所卫生

　　体育与游乐场所的卫生要求。体育与游乐场所是指体育馆、健身房及为公众提供游泳的游泳池，游泳馆等。

一、体育馆和健身房

　　体育馆和健身房都是室内的体育活动场所。体育馆以观看体育表演为主，健身房则用以锻炼健身。

（一）健康影响

　　在体育馆和健身房内进行的体育活动大都在室内进行，因此室内空气质量非常重要，关系着每个锻炼者和每个观众的健康。场馆内空气质量下降的原因主要有下列几方面。大量的呼出气聚积和氧气的缺少。体育馆内人员拥挤，一个人在平静的状态下平均每小时呼出二氧化碳（CO_2）22.6L。当情绪紧张激动时，呼吸加快，CO_2 排出量成倍上升。呼出气中除 CO_2 以外还伴有多种有害气体从体内排出，还有呼吸道内的各种致病微生物也随呼出气和飞沫进入室内空气中。运动员和健身人员也都由于剧烈运动而呼吸明显加快，呼出气的排出量更多，吸气量也加大，再加上健身房非常拥挤，污染就更加明显。同时，由于呼吸量的增加，室内氧气含量逐渐减少，容易形成缺氧环境。装饰装修材料释放出的化学物质，体育馆、健身房的建筑材料、装修装饰材料、各种座位以及其他室内体育设施的人造板材料、泡沫塑料材料和涂料、黏合剂等都可以释放出大量的化学物质，主要有甲醛、苯、甲苯、二甲苯、甲苯二异氧酸酯等。这些化合物不但有毒性，还具有特殊的刺激性气味，有害健康。

室内通风换气效果差，新风量不足。在人员集中、运动剧烈的室内环境中，首先要加强自然通风，尤其在表演散场后，更应开窗以充分通风换气或机械通风。如果是中央空调，应该根据实际的空气污染程度，加大新风量。如果仅仅是调节了室温而新风量不足，室内空气的污染程度反而更加严重。人们活动在这种受污染的环境中，就会产生各种不适感，出现病态建筑物综合征，甚至感染上呼吸道传染病。所以，改善室内空气质量，关键就是要做到有效的通风换气，要加强机械通风，要将污染空气彻底排出，引进足够的新鲜空气，就能消除这些有害因素。

（二）卫生要求

在中国应按照现行国家标准《体育馆卫生标准》（GB 9668—1996）执行。标准规定了体育馆内的微小气候、空气质量、通风等标准值及其卫生要求。标准适用于观众座位在 1000 个以上的体育馆。体育馆内的卫生标准值为：采暖地区冬季的室温应 ≥16℃，相对湿度应 40%~60%，风速应 ≤0.5m/s，CO_2 应 ≤0.15% 甲醛应 ≤0.12mg/m³），可吸入颗粒物应 ≤0.25mg/m³，空气细菌数应 ≤4000CFU/m³，比赛时观众席的照度应 ≥5lx，此外，有关的卫生要求还有：①室内应禁止吸烟。②体育馆应有机械通风装置，使用空调时，观众席的新风量每人每小时应不低于20m³，健身房的室内空气质量尚无国家标准，暂可参照相似的标准执行。③根据观众厅的座位数分设有相对蹲位的男女卫生间，卫生间应有单独通风排气设施并无异味。④供观众饮用的水须经消毒，其水质应符合《生活饮用水卫生标准》（GB 5749—2006）规定。⑤应采用湿式清扫，及时清除垃圾，保护环境整洁。⑥公用茶具、口巾等要在专用消毒间消毒，消毒的茶具应达到《旅店业卫生标准》（GB 9663—1996）的规定。⑦体育馆作其他公共场所使用时应执行相应的公共场所卫生标准。

二、游泳场所

主要服务功能是为公众提供游泳的场所。由于场地不同，可分为天然游泳池、人工游泳池和游泳馆。

（一）健康影响

游泳是一项有益于身体健康的体育运动。随着人们生活水平的提高以及对游泳健身重要性的进一步认识，游泳的人数日益增多，各种游泳场所也在不断增加。游泳池是同时容纳许多人在水中活动的场所，游泳池的水不仅接触每个人的全身皮肤，还会接触眼甚至被吞咽而进入消化道。所以水质的清洁卫生以及其他公用设备的清洁是影响健康的重要环节

1. 水质

游泳场地的水质经过许多人游泳后，游泳者的汗液皮肤污垢甚至尿液都会污染池水，游泳者身上的致病微生物也随之污染池水。游泳水质的污染可引起多种疾病，常见的有流行性出血性眼结膜炎（即红眼病）、化脓性眼结膜炎、传染性软疣、鼻炎咽炎、中耳炎、皮癣、脚癣、头癣等，甚至感染上病毒性肝炎，肠炎、痢疾等消化道疾病。人工游泳池（包括露天和室内）应严禁有病毒性肝炎、心脏病、各种皮肤癣病（包括脚癣）、重症沙眼、急性结膜炎、中耳炎肠道传染病、精神病等患者和酗酒者入内游泳。要求游泳者在进入游泳池前应先进行淋浴，冲洗掉体表的污垢，再经过浸脚消毒池对双脚进行消毒后方可进入游泳池。游泳完毕后也要进行淋浴冲洗掉池水中沾上的污垢，避免感染疾病。人工游泳池在开放时间内应每日定时补充新水，保证池水水质良好的卫生性状。新建、改建、扩建的游泳池必须设有循环净水和消毒设备，如采用氯化消毒时应有防护措施。加氯量要适当，要使余氯符合国家标准，以防止产生氯化消毒副产物。为防止人工游泳池生长藻类，池水中可加入 0.25~0.5mg/L 的硫酸铜，发现藻类时最大加药量不应超过 1.0mg/L。人工游泳池内设置儿童涉水池时，不应与成人游泳池连通，并应有连续供水系统。国家标准《游泳场所卫生标准》（GB 9667-1996）中对人工游泳池水质卫生标准值是：池水温度应 22~26℃，pH 为 6.5~8.5，浑浊度应≤5 度，尿素应≤3.5mg/L，游离性余氯应在 0.3~0.5mg/L，细菌总数应≤1000 个 /ml，大肠菌群应≤18 个 /L。

天然游泳池是在江、河、湖、海、水库等天然地表水的近岸水域处划分而成专供游泳的水区。水质受到整个水系水质的影响，也受到沿岸环境的影响，所以天然游泳场的水质较难控制。天然游泳场应为游泳者提供淋浴设备。对游泳区应设置卫生防护地带，水底不应有树枝、树桩、礁石等障碍物。附近不应有污染源。对游泳区内的水质应及时清理。国家标准中对天然游泳场水质卫生标准值是：pH 应在 6.0~9.0，透明度应 >30cm，不应有油膜及漂浮物。

2. 空气质量

如果室内小气候不适宜，空气交换不够，室内众多游泳者的呼出气、装饰装修材料中释放的化学物质、池水中的挥发性有机化合物、池水消毒时加氯量过多而产生的氯气以及

挥发性氯化消毒副产物等都可影响游泳者的健康，引起头痛、头晕、感冒、流感、鼻炎、咳嗽、喷嚏等，甚至引起更严重的慢性疾病。国家标准中游泳馆内空气卫生标准值是：冬季室温应高于水温 1~2℃，相对湿度应≤80%，风速应≤0.5m/s，CO_2 应≤0.15%，空气细菌总数应≤4000CFU/m³。

此外，为了避免密切接触，游泳场所禁止出租游泳衣裤。场所内的通道和卫生设施均应保持清洁、无异味，并应定期消毒。存衣柜应定期擦拭。

（二）卫生要求

无论是天然游泳场所还是人工游泳场所，在中国必须按照现行国家标准《游泳场所卫生标准》（GB 9667—1996）执行。标准规定了室内外游泳场所的水质和游泳馆的空气质量等标，准值及其卫生要求。标准适用于切人工和天然游泳场所。除以上规定外，还应达到下列要求：①游泳池池壁及池底应光洁不渗水，呈浅色，池外走道不滑易于冲刷，走道外缘设排水沟，污水排入下水道。②室内游泳池采光系数不低于1/4，水面照度不低于801x。③游泳场所应分设男女更衣室、浴淋室、卫生间等，淋浴室每30~40人设一个淋浴喷头。女卫生间每40人设一个便池，男卫生间每60个设一个大便池和二个小便池，其污水排入下水道。④通往游泳池走道中间应设强制通过浸脚消毒池（池长不小于2m，宽度应与走道相同，深度20cm）。⑤严禁在有血吸虫病区或潜伏有钉螺地区设计和开辟游泳场所。⑥新建游泳场所必须结合城市远景规划，场址应选择在远离工业污染源地带，同时也应避免游泳场对周围干扰。

第五节　文化交流场所卫生

文化交流场所的卫生要求。文化交流场所主要包括图书馆、博物馆、美术馆、展览馆，是提供阅读、观看、欣赏各种科学文化知识、文物资料等的室内场所。

一、健康影响

此类场所出入的人员多，逗留时间长，场馆内应有良好的卫生条件。

（一）空气质量

空气污染来源：①众多来馆人员的呼出气，含有大量二氧化碳（CO_2）、水分、有害气体、臭气等，有的还带病原体。②馆内建筑装饰装修材料、人造板的桌椅、橱柜、泡沫塑料的沙发、软椅、图书资料的印刷油墨可释出多种有害物质，主要有甲醛、苯、甲基二异氰酸酯等。③计算机、复印机、打印机大量使用后产生臭氧。④通风效果差造成污染的空气不能充分排到室外，使室内空气污染加重。室内空气质量下降，轻者可引起病态建筑物综合征，重者可引起呼吸道疾病。根据中国国家标准的规定，馆内 CO_2 应 $\leqslant 0.1\%$，甲醛应 $\leqslant 0.12mg/m^3$，可吸入颗粒物（PM10）应 $\leqslant 0.15mg/m^3$，空气细菌总数应为 <2500CFU/m^3（撞击法）。其中展览馆的某些指标可适当放宽，馆内 CO_2 应 $\leqslant 0.15\%$，可吸入颗粒物应 $\leqslant 0.25mg/m^3$，气细菌总数应 <7000CFU/m^3（撞击法）。

（二）小气候

馆内的小气候应适合来馆人员在馆内的活动状况和衣着情况。室温温度过高或过低容易引起感冒或其他呼吸道疾病。小气候也应有利于馆内藏书、文物、艺术品、展品等的保存，不能过于潮湿，以免长霉。中国国家标准中要求有空调装置的室内温度应在 18~28℃，无空调装置的采暖地区，冬季室温应 >16℃相对湿度应 40%~80%，风速应 $\leqslant 0.5m/s$。其中展览馆的相对湿度可以适当放宽到 40%~80%。

l.图书资料

图书资料经过许多人的触摸翻阅，沾有诸多致病性微生物，易传播消化道和皮肤、眼疾病，因此馆内应提供洗手设施，便于读者洗手。

2.照度

馆内光线太暗易引起视觉疲劳，视力下降。台面照度应 $\geqslant$ 100lx。人工照度应光线均匀、柔和、不炫目

二、卫生要求

中国国家标准《图书馆、博物馆、美术馆、展览馆卫生标准》（GB 9669－1996）规定了图书馆、博物馆、美术馆和展览馆的微小气候、空气质量，噪声、照度等标准值及其卫生要求，应遵照执行。此外，还应要求：①馆内应保持安静，展览馆的噪声应 $\leqslant$ 60dB（A），其他场馆应 $\leqslant$ 50dB（A）。②馆内禁止吸烟。③阅览室内不得进行印刷和复印，保持室内空气清洁。④厅内采光要充足，窗地面积比不应小于 1/6。⑤使用面积超过 $300m^2$ 的图书馆、博物馆、美术馆和展览馆均应有机械通风装置。⑥卫生间应有单独的通风排气设备，做到无异味。⑦馆内采用湿式清扫，及时清除垃圾、污物，保持馆内整洁。⑧馆内的卫生间应有单独通风排气设施，做到无异味。⑨图书馆、博物馆、美术馆、展览馆做其他公共场所使用时，应执行相应的公共场所卫生标准。

第六节　文化娱乐场所卫生

文化娱乐场所的卫生要求。文化娱乐场所为社会公众提供欣赏文艺作品、参与文娱活动、扩大人际交往的场地，丰富人们的文化生活，调节精神，消除疲劳，恢复精力，但也带来密集接触所致健康隐患

一、健康影响

文化娱乐场所顾客密集，有时甚至高度密集，近距离接触机会很多，需要良好的室内空气质量和适宜的室内小气候。文化娱乐场所装修新颖，装饰物品多样，难免存在潜在的有害因素，威胁参与人员健康。

l. 空气质量

人员大量呼气中可能含有致病微生物；剧烈活动致呼吸加快，吸人污染空气量增多，易致呼吸道感染。文化娱乐场所没有严格专设吸烟室，吸烟加剧环境烟雾污染。装修材料中释放的挥发性化学物质也加重空气的污染程度，使人头晕、憋气、咳嗽、咽喉痛，甚至引起扁桃体炎、咽炎、喉炎、气管炎或更严重的传染病。

文化娱乐场所内必须禁止吸烟。换场期间应加强通风换气。加强对空调系统的卫生管理，定期清洗消毒，保证足够的新风量。在呼吸道传染病流行季节，必须加强室内机械通风换气和空气消毒。装饰装修材料必须保证质量，不得产生对人体有害的潜在危害。场内严禁使用烟雾剂。舞厅在营业时间禁用杀菌波长的紫外灯和滑石粉。根据中国国家标准的规定，文化娱乐场所空气中，一氧化碳（CO）应 $<10mg/m^3$，二氧化碳（CO_2）应 $<0.15\%$，甲醛应 $\leqslant 0.12mg/m^3$，可吸入颗粒物(PM10)应 $\leqslant 0.20mg/m^3$。在影剧院、音乐厅、录像厅（室）等以观看为主的场所，空气细菌数应 $\leqslant 4000CFU/m^3$（撞击法），新风量应 $\geqslant 20m^3/$（h·人）；在游艺厅、舞厅等顾客活动量大的场所空气细菌数应 $\leqslant 4000CFU/m^3$，新风量应 $\geqslant 30m^3/$（h·人）；在酒吧、茶座、咖啡厅等场所，空气细菌数应 $\leqslant 2500CFU/m^3$，新风量应 $\geqslant 1030m^3/$（h·人）。

2. 饮具、茶具

公用茶具和饮具容易传播消化道疾病，必须将茶具、饮具做到一客一换，清洗消毒。其消毒效果的判断标准与旅店业中有关规定相同。其他公共用具 座位应定期清洗保洁。

立体电影院供观众使用的特殊效果的眼镜，应每客用完后采用紫外线消毒，防止感染眼科疾病。

二、卫生要求

中国文化娱乐场所的一切卫生要求和卫生标准值，都应按现行国家标准《文化娱乐场所卫生标准》（GB 9664－1996）执行。适用于影剧院（俱乐部）、音乐厅、录像厅（室）、游艺厅、舞厅（包括卡拉 OK 歌厅）、酒吧茶座、咖啡厅及多功能文化娱乐场所，包括微小气候、空气质量、噪声、通风等卫生标准值及卫生要求。此外，还规定：①文化娱乐场所的小气候应适宜于顾客，使顾客在人多的环境中感到舒适室内温度在冬季应 ≥18℃，在夏季应 ≤28℃。相对湿度应当在 40%~65%。有空调的室内风速应 ≤0.3m/s。②应设有消毒间，专门供消毒工作使用。

设计卫生要求有下列几方面。①位置：文化娱乐场所应选在交通方便的中心区或居住区，并远离工业污染源。②座位：影剧院观众厅座位高度为 43~47cm，座宽 >50cm，座位短排法排距 >80cm，长排法 >90cm，楼上观众厅座位排距 >85cm。③视距：电影院第排座位至银幕的距离应大于普通银幕的 1.5 倍，大于宽银幕的 0.75 倍，胶片 70mm 立体影院为幕宽的 0.6 倍。影剧院观众厅长度普通银幕应小于幕宽的 6 倍。宽银幕小于幕宽的 3 倍，胶片 70mm 立体影院应小于幕宽的 1.5 倍。剧场舞台高度 0.8~1.1m。④夹角：普通银幕边缘和对侧第 1 排座位边缘连线与银幕间的夹角（视角）应大于 45°。⑤人均面积：舞厅平均每人占有面积不小于 1.5m² （舞池内每人占有面积不小于 0.8m），音乐茶座、卡拉 OK、酒吧、咖啡室平均每人占有面积不小于 1.25m。⑥照度：电影院、音乐厅、录像室的前厅的照度应为 40lx。电影放映前的观众厅的照度为 101lx，剧场前厅照度为 60lx。⑦消音：观众厅吊顶不得使用含有玻璃纤维的建筑材料。娱乐场所应设有消音装置。⑧通风：座位在 800 个以上的影剧院、音乐厅均应有机械通风，其他文化娱乐场所应有机械通风装置。⑨卫生设施：文化娱乐场所在同一平面应设男女卫生间，大便池男 150 人 1 个，女 50 人 1 个（男女蹲位比 1:3）。小便池男每 40 人设 1 个，每 200 人设 1 个洗手池。卫生间应有单独排风设备，门净宽不少于 1.4m，采用双向门。⑩应设有消毒间。

第七节　洗浴与美容场所卫生

洗浴与美容场所的卫生要求。洗浴与美容是保持人体清洁、仪容端庄、美观所从事的人类活动，包括沐浴、理发、美容等。洗浴与美容场所主要有公共浴室、理发店和美容店。

一、公共浴室

是为公众提供洗浴的场所。除淋浴以外，还有池浴、盆浴、桑拿浴等方式。

（一）健康影响

洗浴使全身皮肤直接接触洗澡水和池壁、盆壁。在许多人员的洗用下，水质的清洁程度下降，盆壁、池壁沾上污垢，甚至脱落入水中，加重水质污染。

1. 池浴

许多浴客同时在同一个浴池里洗浴。池水常受到阴道滴虫、表皮癣菌、石膏状表皮癣菌、疥虫、肠道致病菌、寄生虫卵等的污染。水质浊度 75~600 度，100% 超标，污染非常严重。国家标准《公共浴室卫生标准》（GB 9665－1996）规定，浴池水浊度应 ≤ 30 度。池浴间内必须设置淋浴设备，以供给浴客在浴池内洗浴完毕后立即冲洗全身，冲洗掉多种污染物。浴池每晚应彻底清洗消毒，必须先经过消毒然后再换水。浴池水每天至少应补充两次新水，每次补充水量不得少于池水总量的 20%。

2. 盆浴

虽是每盆一客，但如果是每客洗后不及时清洗消毒，也会造成污染。盆浴水易受到大肠埃希菌、金黄色葡萄球菌、阴道滴虫、表皮癣菌等污染。因此，中国国家标准要求盆浴间内需设置淋浴设备，而且要求将浴盆客一清洗消毒。

3. 桑拿浴

通常是浴客坐着接受蒸汽熏蒸。因此，座位一定要在使用后立即清洗消毒。否则，容易引起会阴部交叉感染洗浴用水 许多浴室的洗浴用水都是采用生活饮用水，这是符合标准的。但也有些地方是采用污水经处理后的综合利用水。这些洗浴用水虽然不是直接饮用，但水质的细菌学指标应该符合饮用水标准中的规定，而且用水中不应含有挥发性化学物质。这些挥发性化合物在洗浴过程中随着用水挥发出来，影响浴客健康。尤其是使用淋浴者，由于将浴水喷成细雾，水中的致病菌和挥发性物质就更容易进入呼吸道，造成危害。淋浴喷头应经常清洗，必要时予以消毒，以免军团菌等大量聚积而危害浴客。

（二）卫生要求

中国公共浴室的卫生要求应该按照现行国家标准《公共浴室卫生标准》（GB 9665－1996）执行。该标准规定了公共浴室的室温、空气质量和水温等标准值及其卫生要求，适用于各类公共浴室。除以上所述要求外，主要内容还包括：①公共浴室应设有更衣室、浴室、卫生间、消毒室等房间。②更衣室室温应达 25℃，二氧化碳（CO_2）应 ≤ 0.15%，一氧化碳（CO）应 ≤ $10mg/m^3$；淋浴室、池浴室、盆浴室的室温应在 30~50℃，CO_2 应 ≤ 0.1%，水温应在 40~50℃；浴池水的浊度应 ≤ 30 度；桑拿浴室的室温应 60~80℃。③更衣室的照度应 >50lx，公共浴室（淋、池、盆浴室）及桑拿浴室应 >30lx。4 浴室应保持良好通风，应开设气窗，气窗面积为地面面积的 5%。⑤浴室内不提供公用脸巾浴巾；更衣室、休息室所用垫巾应及时更换，清洗消毒。⑥茶具应一客一洗一消毒；拖鞋应每客用后消毒；消毒判定标准与旅店业同。⑦修脚工具应每客用后消毒，不得检出大肠菌群、金黄色葡萄球菌和真菌。⑧浴室内及其卫生间应及时清扫、消毒，做到无积水、无异味。⑨应设有禁止患性病和各种传染性皮肤病（如疥疮、化脓性皮肤病、广泛性皮肤真菌病等）的顾客就浴的明显标志。⑩有顾客住宿的公共浴室住宿用床上用品应符合旅店业卫生标准中有关规定。公共浴室附设的理发店、美容店应执行理发店、美容店卫生标准中有关规定。

二、理发店、美容店

理发除修剪和整理头发还包括修剪胡须。美容是随着现代科学技术进步而发展起来的新兴行业，它借助外科手术、化学药品和某些物理方法，修理面部某些缺陷（如消除疣痣和雀斑）、化妆、纹眉、纹唇线、穿耳孔，以及做双眼皮、隆鼻、隆胸等。当今理发、美容业档次很多，从大型豪华的理发、美容厅到街头的理发摊点，分特级、甲、乙、丙、丁级。

（一）健康影响

理发、美容业对健康可引起的不良影响既有化学性的，也有生物性的。美容美发过程是将修理工具、各类毛巾等用具直接接触头部和面部皮肤的过程，因此防止这些部位的皮肤毛发发生感染是非常重要的。

l. 美容美发工具

都是直接用在皮肤上，极易发生交叉感染常见的有头癣、化脓性皮肤病、过敏性皮炎等，还可经创面感染乙型病毒性肝炎。因此，这些用具必须在每客用后立即消毒，要求不得检出大肠菌群和金黄色葡萄球菌。要为患有头癣等传染性皮肤病的顾客设有专用理发工具，并有明显标志，用后立即消毒并单独存放。

脸巾经常用来擦脸甚至擦眼，容易引起眼部感染。常见有沙眼流行性出血性眼结膜炎（俗称红眼病）。所以脸巾必须每客用后清洗消毒，评定标准与旅店业相同，围布虽非用于擦脸，但顾客有时也会自行用来擦脸、擦眼。所以，大小围布应经常清洗更换。

2.空气质量

美容美发场所的空气质量不仅受到顾客和从业人员的呼出气影响，还会由于在操作过程中使用的某些化学用品中挥发出来的化学物质而污染空气。主要来源是某些烫发水中含有氨水，烫发时氨水味就扩散到空气中来。国家标准《理发店、美容店卫生标准》（GB 9666—1996）规定，应设有机械排风设备，并规定在理发店、美容院（店）的空气中，CO_2 应 $\leqslant 0.1\%$，$CO \leqslant 10mg/m^3$，甲醛应 $\leqslant 0.12mg/m^3$，可吸入颗粒物（PM10）应 $\leqslant 0.15mg/m^3$（美容院）或 $\leqslant 0.2mg/m^3$（理发店），氨应 $\leqslant 0.5mg/m^3$，空气细菌总数应 $\leqslant 4000CFU/m^3$。

（二）卫生要求

在中国必须按照现行国家标准《理发店、美容店卫生标准》（GB 9666—1996）执行。除上述要求以外，标准中规定的卫生要求还有下列方面：

（1）理发店、美容院（店）的环境应整洁、明亮、舒适。②店内应设有消毒设施或消毒间。③工作人员操作时应穿上清洁干净的工作服，清面和美容时应戴口罩；美容工作人员在美容前双手必须清洗消毒。④美容工具、理发工具、胡刷用后应消毒，不得检出大肠菌群和金黄色葡萄球菌；胡刷宜使用一次性胡刷；理发工具宜采用无臭氧紫外线消毒；理发刀具、美容工具配备的数量应满足消毒周转所需；理发、烫发、染发的毛巾及刀具应分开使用，清洗消毒后的工具应分类存放。⑤唇膏、唇笔等化妆品应做到次性使用。一般美容店不得做创伤性美容术。⑥使用的化妆品应符合有关化妆品卫生标准的规定。⑦正特、副特、甲、乙级烫发店、染发店和美容院必须设有单独操作间，并有机械排风装置；无单独操作间的普通理发店应设烫发、染发工作区，还应装置有效的抽风设备，控制风速不低于 0.3m/s。

标准中除了以上经常性卫生要求外，还规定设计卫生要求：①新开业的理发店、美容店营业面积必须在 $10m^2$ 以上，已开业的应逐步达到上述的最低要求，并应有良好的采光面。②店内应设理发、美容工具洗涤消毒的设施。③理发店地面应易于冲洗，不起灰，墙面台度要有 1.5m 高的瓷砖、大理石贴面或油漆。④洗头池与座位比，正副特级理发店、美容院（店）不小于 1:4。甲乙级理发店不小于 1:5。⑤高级理发店、美容店应有机械通风设备，且组织通风合理，无机械通风设备的应充分利用自然通风。

第八节　住宿与交际场所卫生

住宿与交际场所包括宾馆饭馆、旅店、招待所、车马店咖啡馆、酒吧、茶座。

一、旅店业

旅店提供住宿、用餐等服务项目，有的还能提供会议、健身、文化娱乐等多项服务。

（一）健康影响

旅店是人们外出活动的临时住所，甚至还要在里面开会、办公。旅店应为旅客提供一个清洁而舒适的生活环境，使旅客在繁忙的工作之余能得到充分休息，使旅客消除疲劳、恢复精力、增进身心健康。旅店不仅应为旅客提供清洁卫生的生活条件、饮食条件，还应创造优质的室内环境。旅店业与健康影响的因素主要包括卧具、茶具、卫生间用具、室内空气质量、饮用水和室内装饰物等。

1. 卧具

床单、被罩、毯子、枕巾等卧具都是经过许多不同类型的旅客重复使用过的。这些贴身的纺织材料上常会污染上多种致病微生物。常见的有沙眼衣原体、流感病毒、结核杆菌、溶血性链球菌、肝炎病毒、大肠埃希菌、各种皮肤病真菌，甚至还有淋球菌。因此，卧具应该一客一换。如果是常住旅客，卧具至少应一周一换。消毒后的卧具上的细菌总数应 $\leqslant 200\text{CFU}/25\text{cm}^2$，大肠菌群在 50cm^2 的面积上不得检出，致病菌在 50cm^2 的面积上不得检出。

2. 茶具

公用茶具最易传播肠炎、细菌性痢疾、甲型病毒性肝炎等消化道传染病。茶具必须每天清洗消毒。茶具必须洗得表面光洁、无油渍、无水渍、无异味。

消毒后细菌总数应 $\leqslant 5\text{CFU}/\text{ml}$，大肠菌群在 50cm^2 面积上不得检出，致病菌在 50cm^2 面积上不得检出。

3. 卫生间用具

卫生间的脸巾浴巾等毛巾能传播沙眼、皮肤病甚至消化道传染病，还可能引起泌尿系统感染等。因此，毛巾必须一客一换，清洗消毒后的细菌学指标与卧具的细菌学指标一致。使用浴盆、马桶等用具最容易引起泌尿系感染，如皮炎、瘙痒、阴道炎等，所以必须每天清洗消毒。洗漱池也必须每天清洗消毒。脸盆容易传播沙眼，脚盆、拖鞋容易传播脚癣等皮肤病，都应该客一换。脸盆、浴盆、脚盆、拖鞋等均应消毒，并不得检出致病菌。

4. 室内空气质量

旅店的室内空气污染主要有两个来源。一是来自旅客的呼出气、香烟烟雾、厨房的燃烧产物等造成的污染。由于通风换气不充分，未能将这些污染气体排出室外，使得大量的二氧化碳（CO_2）、一氧化碳（CO）、可吸入颗粒物（PM10）、呼吸道致病菌等污染物在室内聚积。另一来源是旅店经过装修后，从装饰装修材料和家具中释放出的挥发性污染物未能排出室外，造成空气污染，这些污染物都会给旅客的健康带来影响。此外，来自空调机造成的二次污染，也是来源之一。故旅店的通风换气非常重要。首先应加强自然通风，让各客房开窗换气。如果是中央空调系统，则一定要充分补足新风量。空调系统应定期清洗，避免微生物的聚积。要使客房空气符合中国国家标准，3~5 星级的宾馆饭店要求 CO 应 <5mg/m³，CO 应 <0.07%，甲醛 <0.012mg/m³，PM10 应 <0.15mg/m³，空气细菌总数应 <1000CFU/m³，新风量应 >30m³/（h·人）。其他旅店可适当放宽。

5. 饮用水

旅店业集中式供水的水质一定要符合《生活饮用水水质卫生规范》。如果使用桶装水，除了必须保证水质以外，饮水机应该定期清洗消毒。否则，就会滋生微生物，造成水的二次污染。

6. 室内装饰物

地毯、挂毯沙发套等室内装饰物是尘螨的适宜滋生场所。在室内小气候适宜条件下，如果长期不打扫这些纺织物，尘螨就在此生长繁殖，引起旅客过敏。

除了以上几个重要方面以外，有的小型旅店还可能带来跳蚤、虱子等病媒生物，传播疾病。

（二）卫生要求

中国旅店业的各项卫生指标的标准值及其卫生要求，应按照国家标准《旅店业卫生标准》（GB 9663—1996）来衡量。本标准规定了各类旅店客房的空气质量、噪声、照度和公共用品消毒等标准值及其卫生要求。本标准适用于各类旅店，不适用于车马店。除以上已提及的标准值以外，还有：①客房内小气候应合适，冬季室温应 >20℃，夏季室温应 <26℃；相对湿度应为 40%~60%；风速应≤0.3m/s。②客房宜有较好的朝向，自然采光系数以 1/8~1/5 为宜（注：自然采光系数现已称为窗地面积比）。③台面的照度不能太暗，应≥1001x。④客房内是安静环境，要求噪声应≤40dB（A）。⑤床位不能太靠近，应便于空气流通高级宾馆、饭店的床位占地面积应≥7m²/人，普通旅店、招待所为应≥4m/人。⑥必须设有消毒间，保证日常的消毒工作可正常运行。⑦应有防蚊、蝇、蜂螂和防鼠的设施。室内外不应当有蚊蝇滋生场所。

标准对于旅店业的设计卫生要求有：①旅店应选择在交通方便、环境安静的地段；疗养性旅店宜建于风景区。②客房宜有较好的朝向，自然采光系数以 1/8~1/5 为宜。③除标准较高的客房设有专门卫生间设备外，每层楼必须备有公共卫生间。盥洗室每 8~15 人设一龙头，淋浴室每 20~40 人设一龙头。男卫生间每 15~35 人设大小便器各一个，女卫生间每 10~25 人设便器个。④卫生间地坪应略低于客房，并应选择耐水易洗刷材料，距地坪 1.2m 高的墙裙宜应用瓷砖或磨石子，卫生间应有自然通风管井或机械通风装置。⑤旅店必须设有消毒间。⑥客房与旅店的其他公共设施（厨房、餐厅、小商品部等）要分开，并保持适当距离。⑦旅店的内部装饰及保温材料不得对人体有潜在危害。空调装置的新鲜空气进风口应设在室外，远离污染源，空调器过滤材料应定期清洗或更换。

二、饭馆、餐厅

饭馆、餐厅以各种烹调方式为顾客提供各种风味的菜肴和主食。

（一）健康影响

在饭馆、餐厅用餐，应提供舒适的用餐环境、清洁卫生的餐饮具，使顾客享受到美食的风味，心情舒畅。但饭馆、餐厅也存在着污染环境的因素。

I.空气质量

除了众多顾客的呼出气以外，厨房的燃烧产物、烹调油烟也会倒灌入餐厅。尤其是在利用燃料直接烧烤进食的餐厅内，CO 的浓度可能会很高。餐厅的装饰装修材料也会散发出有害气体。中国国家标准要求 CO_2 应 $\leq 0.15\%$，CO 应 $\leq 10mg/m^3$，甲醛应 $\leq 0.12mg/m^3$，PM10 $\leq 0.15mg/m^3$，空气细菌数应 $\leq 4000CFU/m^3$，新风量应 $\geq 20m^3/$（h·人）。

2.小气候

用餐时小气候不适，不但影响用餐者的情绪，也会给健康带来影响，影响呼吸道和消化道的生理功能。要求小气候的卫生标准值是室温在 18~20℃，相对湿度为 40%~80%，风速应 $\leq 0.15m/s$。

（二）卫生要求

在中国应按照国家现行标准《饭馆（餐厅）卫生标准》（GB 16153—1996）执行。

除上述要求外，主要的还有：①餐厅内应湿式清扫，保持整洁。2 餐厅装饰装修材料不得对人体产生危害。③餐厅必须设洗手间，卫生间蹲位数应根据餐厅座位数而定。④活鱼缸内水质应定期更换，清洗鱼缸，以免滋生军团菌等。⑤餐厅应有防虫、防蝇、防蜂螂、防鼠的措施，应严格执行全国爱国运动委员会有关四害的考核规定。⑥饮水和餐饮具是消化道传染病的传染途径，饮水必须符合饮用水卫生要求，餐饮具应每客清洗消毒。

第三章　道路和公共场所清扫保洁管理

城乡道路和公共场所清扫保洁，是城乡环卫工作的一项基本内容。它有两个基本目标：一是维护道路的清洁容貌，二是防止道路扬尘污染。城乡道路和公共场所清扫保洁管理，应从把握工作内容、明确主体责任、加强监督检查、应急事件处置等环节抓紧抓好。

第一节　道路和公共场所清扫保洁的工作内容

城市道路和公共场所是指城市建成区的车行道、人行道、街巷、桥梁（立交桥、高架桥、隧道、人行过街天桥等）、地下通道、广场、停车场、公共绿地和各类车站、机场、码头、市场以及文化、体育娱乐等活动场所。上述场所的清扫保洁及相关工作即为环卫工作的内容。大体可分为以下几类。

（1）道路的清扫保洁工作。城市的路网由许多等级不同的道路构成。这些道路因功能不同而建造形式各异。主干道一般可分为机动车道、非机动车道、人行道、绿化隔离带等板块。次干道、街巷的断面功能设计要弱化许多。道路的清扫保洁始终是城市清扫保洁的重点。

（2）道路连接线点的清扫保洁。连接道路之间的立交桥、高架桥、隧道、人行过街天桥、地下通道、广场等，建筑体量不大，但人流量很大，不便于机械化清扫，清扫保洁的难度较大。

（3）交叉管理场所的清扫保洁。停车场、公共绿地等场所，分属不同的主管部门管辖，其清扫保洁易出现漏洞，管理有较大难度。

（4）城市功能性配套场所的清扫保洁。车站、码头、机场、市场、电影院、剧院、体育场馆等城市公共设施，分属不同的责任主体，清扫保洁的管理难度较大。

（5）居民小区、村庄的清扫保洁。城市建成区的居民小区一般由物业公司负责清扫保洁。城内和城外村庄的清扫保洁一般由村庄自行组织。环卫主管部门对其行使监督权。

（6）主、次干道的酒水抑尘。近年来，国家主管部门对城市主、次干道的酒水抑尘降温提出了明确的要求。实践证明，城市主、次干道的酒水抑尘有利于改善城市的环境质量状况。因此，主、次干道的酒水抑尘列入了城市道路清扫保洁的内容。

（7）冬季城区的除雪。在北方，冬季下雪会造成城市的拥堵甚至瘫痪，给城市广大居民出行带来不便，对城市一段时间内的生产生活产生不良影响。冬季城区除雪列入城市道路清扫保洁的内容，成为城市清扫保洁的一项季节性工作。

（8）道路和公共场所果皮箱的清掏与维护。在城市主次干道、公共场所、居民小区甚至村庄，都设有许多果皮箱，其清掏、清洗、擦拭是道路清扫保洁的工作内容。

（9）清理道路和公共场所的"小广告"。在当下，任何一座城市，道路和公共场所都不同程度地存在"小广告"乱贴、乱粘、乱喷的现象，被称为城市的"牛皮癣"。清除"小广告"成为城市环卫清扫保洁的一项经常性工作。

（10）清除公共场所的痰迹污渍。城市公共场所人流量大，一部分人随地吐痰、吐口香糖以及其他不良行为，造成公共场所路面、地面、景观的污染，大片的污渍严重影响公共场所的形象和氛围。清除公共场所的痰迹、污渍是城市道路和公共场所清扫保洁作业的一项经常性工作。

（11）其他维持道路和公共场所环境质量的工作。

第二节　道路和公共场所清扫保洁的组织

做好城市道路和公共场所清扫保洁的组织工作，要从认清城市环卫管理体制和明确作业主体两个方面入手，辅以严格明晰的管理制度与激励约束制度。

一、环卫管理体制决定管理的组织形式

一个城市环卫管理体制，既有历史传承，又要改革创新。就中小城市道路和公共场所清扫保洁的组织而言，大约有以下几种形式。

（一）一级管理形式

市设立环卫的行政主管部门和业务主管部门，直接负责全市的环卫管理工作，同时组织全市的环卫作业。

（二）分级管理形式

市设立环卫行政主管部门和业务主管部门，承担全市的环卫管理工作。在区或街道设立环境卫生的行政和业务主管部门，承担行政辖区内的环境卫生管理和组织工作。市、区（街道）在管理职能上有分工，作业区域上有划分。

（三）混合组织形式

市设立环境卫生的行政和业务主管部门负责城区的环卫管理工作并组织作业。因种种原因，在同一城区内划出一片区域，成立专门的环境卫生行政和业务主管部门，负责该区域内的环卫管理和作业组织。两个机构间互不统属，平行存在。

由于历史的原因和领导管理理念的差异，各城市还有一些不同的管理体制。就管理体制而言，各有优劣长短，不应一概而论，但管理体制对城市道路和公共场所的清扫保洁的组织却有着很大的影响。因此，每个城市要从自己的实际情况出发，在已有环卫管理体制的框架内，围绕清扫保洁的目标要求，科学合理地组织城市道路和公共场所的清扫保洁工作。在条件成熟的情况下，尽量实行统一的作业管理。

二、划清清扫保洁作业主体的责任

城市道路和公共场所的环境卫生保洁作业责任是分属不同的责任主体的。无论采取何种管理体制，明确各保洁作业主体的责任是做好城市道路和公共场所清扫保洁工作的基础。

（一）环境卫生专业单位

般而言，城市的主、次干道，桥梁、地下通道、广场等公共场所，由环境卫生专业单位负责清扫保洁。这些地方，是城市环卫管理的主要部位，对城市环境卫生状况有着举足轻重的影响。

（二）各公共场所的主管单位

机场、车站、隧道、体育及文化娱乐场所的用地范围和卫生责任区，公园、风景点的门前道路，广场和公共场所绿地，由各主管单位负责清扫保洁。集贸市场、商亭、摊点的经营场所，由经营管理单位或经营者负责清扫保洁。城市水域的码头、装卸作业区的专用道路和场地，由使用或管理单位负责清扫保洁。

（三）各物业管理公司

各物业管理公司管辖的居民小区的道路、公共场所的清扫保洁由物业公司负责。

（四）城区村庄

城区村庄道路的清扫保洁由村庄居委会或村委会负责。

（五）其他负有清扫保洁责任的单位

按各自的分工履行清扫保洁责任。把各责任主体的责任划清楚，编织纵到底、横到边的城市清扫保洁网络，就有了管理督查的依据。此工作环节最忌责任不清，衔接出现问题和漏洞，导致城市清扫保洁网络的破裂。由于历史原因和城市发展，城市清扫保洁各责任主体时有变动。环卫行政和业务主管部门，要根据情况随时调整，将城市道路和公共场所的清扫保洁工作落到实处。

三、城市道路和公共场所清扫保洁的等级划分

城市道路和公共场所因所在区位不同，承载的服务功能和人流、车流量不同，对清扫保洁的要求是有差异的。按国家主管行政部门的法规规定，城市道路的清扫保洁分为四级。

（一）一级

清扫保洁等级为一级的城市道路一般包含：①城市快速路、主干道；②位于重要党政机关、外事机构周边的道路；③位于重要商业、文化、教育、卫生、体育、交通场站、旅游景区等公共场所周边的道路；④位于历史、文化保护区的道路。

（二）二级

清扫保洁等级为二级的城市道路包含：①城市次干道、支路；②位于一般商业、文化、教育、卫生、体育、交通场站等公共场所周边的道路；③位于企事业单位和市中心、公共场所附近居民区周边的道路。

（三）三级

清扫保洁等级为三级的城市道路包含位于一般企事业单位和居民区周边的道路。

（四）四级

城市清扫保洁为四级的道路包含：
（1）远离居民区、企事业单位和公共场所的道路。
（2）无排水管道、路沿石和人行道未硬化等简陋的道路。
（3）城乡接合部主、次干道以外的道路。
（4）开放式居民楼院、城中村。
要根据城市道路清扫保洁的等级要求合理安排机械和人力进行清扫保洁的作业。

四、城市道路清扫保洁的方式

城市道路清扫保洁有人工和机械两种作业方式。

（一）人工清扫和保洁

在机械清扫和保洁车辆不足的情况下或不具备机械作业条件的地段，采用人工清扫和保洁的方式，即使用人工运用无动力工具清除道路废弃物和尘土，保持道路干净整洁。

（二）机械清扫和保洁

在配备清扫和保洁机械，道路环境、路况具备机械作业运行条件的地段，运用扫路机械清除道路废弃物，减少路面尘土量，保持道路的干净整洁。

在条件具备的城市，可以使用洒水车辆，以一定压力的水流冲刷清洁道路；还可以采用喷雾方式防止和抑制道路扬尘；在重点地段，使用清洗车辆清洁道路。

道路清扫保洁的内容包括清理道路及道路旁建（构）筑物、公共设施上的非法张贴物和喷涂类宣传品，清掏道路两侧果皮箱内的垃圾和对果皮箱体内外进行擦拭。随着城市经济社会的发展，环卫作业的机械配备会越来越充足；城市车辆的大量增加，使得人工作业环境变得恶劣起来。基于诸多因素，城市人工清扫保洁的比例逐年下降，机械清扫保洁的比例在逐年上升。应该采取切实可行的措施，提高城市道路和公共场所机械化清扫保洁的水平，以适应发展的城市管理的需要。

五、道路清扫保洁作业的要求

对城市道路和公共场所的清扫保洁，国家法规有明确的规定。由于我国区域面积广阔，东西南北经纬跨度大，各城市面临不同的地理、气候环境，因而对道路的清扫保洁，应根据国家法规的一般要求，制定本城市道路清扫保洁工作的具体要求，作为管理的依据。一般应涵盖以下内容。

（一）作业时间

原则上道路清扫和冲洗作业必须在每日早晨人流量和车流量高峰出现之前完成，结束后进行保洁作业。

一般城市环卫作业时间，都在夏季和冬季采取不同的起止时间。有的城市对清扫保洁的要求很高，清扫作业的开始时间早，保洁作业的结束时间晚，一天当中轮班作业。多数城市采用一班制作业。

（二）作业频次

道路和公共场所的清扫作业频次由各城市自行决定。对主要路段和场所，有的要求日两次普扫，一般要求一日一次普扫。对保洁作业，各城市也规定了不同的频次。

（三）作业规范

对城市道路清扫和保洁作业，国家法规和各城市的实践都提出了明确要求。

l. 人工清扫和保洁

清扫保洁人员应穿标志服，夜间作业时应着夜光标志服；不能甩段漏扫；清扫和保洁过程中应采取压尘措施；清扫和保洁过程中收集的废弃物应到指定地点倾倒，不准倒入下水井或绿地内，不准焚烧垃圾。

2. 机械清扫和保洁

机械清扫行车速度应符合清扫车的技术参数要求；刷盘倾斜角度、副发动机转速和除尘系统符合车辆正常情况清扫作业时的性能要求；要到指定的地点倾倒垃圾；行车方向应与道路的行车方向一致，车速可适当提高。

3. 机械冲刷

车速应控制在每小时 20 千米以内；水压应大于 300 千帕；双喷嘴出水撒布宽度小于 6 米；冲刷后废弃物距路牙小于 50 厘米，水流冲到路牙后返水应距路牙小于 20 厘米。

（四）作业质量

作业质量有感官质量和定量数据两个方面的要求。

l. 感官质量

道路整体感观应清洁，无积存垃圾、积水和污物；道路边线、中心平台、路牙、出入口、隔离带等处不应有废弃物，路面无大件垃圾；路面呈本色，无废弃物、泥沙、浮土；道路、建（构）筑物、公共设施表面无非法张贴或喷涂类宣传品；清理作业不损坏物体表面材质，作业后与原色一致：果皮箱不冒溢，箱体周边整洁，箱体完好整洁呈本色，无污渍、异味；地下通道内外立面、通道口整体干净，基本呈本色，台阶和地面洁净，顶面无塔灰；过街天桥桥体外观干净整洁，护栏呈本色，地面和台阶干净，无污渍和积水。

2. 定量数据

国家法规中有道路清洁度的指标要求：一级道路大于等于 70 分；二级道路大于等于 60 分；三级道路大于等于 50 分；四级道路大于等于 40 分。具体有单位道路数量的垃圾密度和垃圾量的定量数据要求。

由于城市道路和公共场所人员的流动性和不可控因素较多，在定量数据的取样和掌握上难度较大，各城市一般都有本城市道路清扫保洁单位长度或单位面积清洁度的指标要求，主要控制路面污染物、尘土残存量、非法宣传品数量等指标。

六、特殊情况和应急处置

在城市道路和公共场所清扫保洁工作中，经常遇到一些特殊情况，需要采取特殊的管理方式予以处理，以保证工作的顺利进行。

（一）雨雾天气

每年的春、夏、秋三季，都会有雨天、雾天天气的频发，给道路清扫保洁工作带来困难。为保证环卫工人的人身安全和身体健康，一般情况下，雨天停止作业。在影响视线的有雾天的特殊时段，也应停止作业。对停止作业带来的路面垃圾和尘土的积累，要在天气转好后及时组织人力和机械予以清除、清扫。暴风雨过后，往往有树木倒伏、树枝树干折断、树叶树枝落地现象，要配合园林管理部门，在扶正树木的同时，清理积存的枝叶，保持城市的洁净。

（二）建筑工地周边

中小城市处于建设的扩张期，建筑工地多，建筑工地周边的道路清扫保洁任务量会成倍加大。在管理上，要和施工方签订相关协议，对进出工地的车辆提出进行清洗、遮盖等具体规范明确的要求，对进出车辆给路面带来的泥土、沙石的撒漏等的清扫责任予以明确。适当加大建筑工地周边的清扫保洁力度，增派作业力量，以保证建筑工地周边的环境整洁。

（三）冬季除雪

长江以北地区冬季降雪多。降雪对城市的交通影响巨大，冬季城市除雪是全市共同面对的一项任务。一般而言，各城市都有冬季除雪的应急预案，预案中道路和公共场所的除雪、喷洒融雪剂的任务一般由环卫作业单位承担。降雪后，要按预案的要求，尽快组织人力、机械进行作业，力争在最短的时间内打通道路，保证城市交通顺畅和居民生活不受影响。

（四）一定体量的液体、散体材料在道路上撒漏

每天都有许多运输车辆行驶在城市的主、次干道上，轻微的撒漏现象是不可避免的，通过作业工人的保洁可以及时清除，对城市的交通不会造成大的影响。由于超载、超重，装载不合理，遮盖不严、车速过快等原因，造成运输散体、流体的车辆在城市道路上大量撒漏，个别车辆侧翻造成散料倾卸，而导致城市道路交通中断阻塞的事件频次也较高、这些事故，对道路和公共场所的环境质量影响很大。要加强对这类事件的处理力度，在配合有关部门处理事故的同时，要及时组织人力、机械清除倾卸物、撒漏物，保证道路及时畅通；还要通过不断工作，消除倾卸撒漏现场的痕迹，恢复道路的本色。

七、安全管理

现代城市中，人流量、车流量都比较大，使得道路和公共场所清扫保洁的环境安全系数下降。每个城市，每年都有环卫保洁工作安全事故发生，轻则人机受损，重则危及环卫工人的生命。因此，道路和公共场所清扫保洁中的安全管理非常重要，应该十分重视。

要教育职工增强安全意识。工作中时刻注意周边车辆、人群的状况，注意防范事故。既不要伤害路人，也不要被车辆、路人所伤。要遵守作业规范，不抢行、不争路、注意礼让，注意作业对行驶车辆和行人的影响。要为环卫作业的车辆、人员办理全额全员保险，在路上的清扫保洁人员还要办理意外伤害保险。要注意年纪偏大工人的身体状况。对身体、心理不适合上路作业的人员要劝退或调换工作岗位。要通过扎实有效的措施，把安全管理落到实处，确保不发生人员伤亡和车辆损坏事故。

第三节　加强监督检查和激励约束

监督检查是现代管理的重要环节。环卫作业的特点，使得监督检查更为重要。为使城市道路和公共场所的清扫保洁工作效率提高、效果长久，工人的工作热情持之以恒，应建立健全督查检查制度，辅之以强有力的激励约束措施。

一、在环卫专业单位建立完善的监督检查网络，形成道路和公共场所清扫保洁的内部督查机制

环卫专业单位是城市道路和公共场所清扫保洁的主力军，担负着城市大部分区域和主要路段、场所的清扫保洁工作。一座城市，环卫专业单位的清扫保洁工作做好了，就能够维持城市清洁的基本面。

一是作业班组的自检自查。道路清扫保洁都是划为班组进行的。这是最基本的作业单元，若干个作业单元就组成了城市的清扫保洁工作网络。要选择身体好、工作责任心强、有一定管理能力的工人当班组长，赋予其班组自检自查自纠权限。班组长除做好自己的工作外，应抽出时间巡视班组中每个成员的作业区段，发现问题，及时纠正解决。将问题解决在现场，解决在细微处，避免问题的积累。班组自检自查以感观效果为主。

二是作业主体应安排专人进行面上的督查检查。作业主体一般负责一座城市建成区内的一片区域的清扫保洁工作。应安排专人，配备专门的车辆、通信器材，负责面上的督查检查工作。要建立定点定线的巡视制度，加大对重点区位的监管督查，发现问题，及时解决。要建立巡视的记录档案工作，对发现的甩段、脱岗、较大的垃圾存留现象，除及时解决外，要做好记录工作，以便作为激励约束的依据。要根据责任区域的具体情况，在保证重点区域巡视的情况下，每天对全区域的清扫保洁工作，都要进行不间断地巡视。要做到区域全覆盖，不留死角，不留空白。巡视督查以感官质量为主。

三是业务主管部门应建立定期检查制度。对各作业主体的清扫保洁工作，业务主管部门应定期进行作业质量的全面检查评价。检查应以《城市道路清扫保洁质量与评价标准》为依据，组织有经验的管理和专业技术人员，从质和量两个方面对城市的清扫保洁工作进行检查。检查结果应记录存档，并通报各作业主体。检查至少每月进行一次，成严格的制度和科学的方法，促进清扫保洁工作的规范化、制度化。

二、建立健全城市清扫保洁的检查制度

除环卫专业单位外，还有一些单位或团体、个人承担城市道路和公共场所的清扫保洁工作。他们的工作质量，对城市的环境质量的影响也是一个不容忽视的因素。要从城市管理的角度和高度，制定具有约束力、可操作的城市清扫保洁的检查督查制度，加强日常监管，保证城市清扫保洁工作落到实处。在重要节日、重大活动、重要节点上，卫行政和业务主管部门要组织跨部门的专项检查，督查各责任主体落实城市清扫保洁责任的情况。

在人们的惯性思维中，会认为城市清扫保洁是环卫专业单位的事，而不清楚城市道路和公共场所清扫保洁工作主体的多元性。拥有城市公共设施产权的单位，往往对清扫保洁工作不重视，外推责任；环卫的行政和业务主管部门，又会觉得此项工作协调难度大，费力不讨好。这种种原因，致使许多城市的清扫保洁日常工作落实不好，环境效果受到影响。因此，城市环境卫生主管部门，一定要将城市环境卫生的主体责任划清楚，同时建立有约束力的检查督查制度，以此保证城市环境卫生质量的均衡性、一致性、持久性。

三、建立城市道路和公共场所清扫保洁的激励约束机制

城市清扫保洁工作时间长，工作琐碎，只有社会效益和环境效益而无经济效益，容易形成管理疲劳，需要建立具体的、可操作性的激励约束机制。

应结合城市重大活动的总结表彰工作，对活动中清扫保洁工作突出的单位和个人予以表彰，例如可与城市爱国卫生活动结合，评选先进。特别是现在各类城市创建活动很多，与城市的清扫保洁工作关系密切。要对在各类城市创建活动中，对城市清扫保洁成绩突出的单位和个人予以大张旗鼓的宣传表彰。

可结合年终总结，根据日常检查督查的结果，对在城市清扫保洁中做出突出贡献的单位和个人予以表彰奖励。在设有环卫工人节的省份，各城市可结合环卫工人节和庆祝活动，表彰并奖励优秀环卫工人。

对在城市清扫保洁中做出优异成绩受到表彰的单位和个人，除精神鼓励外，还应予以一定的物质奖励。对落实城市清扫保洁责任不力，遭到社会严重投诉或造成重大社会影响的单位和个人，应予以通报批评，并依据法律法规的规定，予以处罚。

第四章　生活垃圾管理

城乡生活垃圾管理既是社会关注的热点，也是民生领域的难点。本章主要围绕城市生活垃圾收集与运输、生活垃圾卫生填埋场的运行管理、农村生活垃圾如何治理展开讨论。

第一节　城市生活垃管理

一、城市生活垃圾收集与运输

垃圾收集运输是城市垃圾管理的重要环节，是环卫作业的重要内容，也是环卫管理的重点工作。城市垃圾收集运输，因地区差异、经济发展水平的不同，在收运模式、收运装备上难以统一。因此，对城市的垃圾收集与运输管理，应抓住其重点环节，建立与本市实际相适应的收运模式，并在实践中不断升级、创新，服务城市不断发展的需要。

（一）生活垃圾收集与运输的重点环节

遍布城区的机关、学校、部队、企事业单位、公共场所、居民住地，每天产生大量的生活垃圾。一座中等城市，每天产生的生活垃圾有数百吨；一座小城市也有数十吨甚至上百吨。要将这些生活垃圾及时清理干净，运往处理场所进行无害化处理，必须建立起科学合理、运行有序的垃圾收集运输体系。为了实现这一目的，首先是要清楚地掌握垃圾收集运输的重点环节。

1. 科学设置生活垃圾投放点

这是生活垃圾收集运输的基础性工作，看似简单，却不易做好。科学确定生活垃圾投放点位置的标准是要兼顾居民投放、环卫清运和环境整洁三个方面。既不要引起居民反感，又要方便垃圾的清运；既不能设置过多过密，又要保持合理的半径，方便居民投放；在方便清运和居民投放的基础上，还要考虑环境的整洁和美观。沿主次干道两侧最好不设垃圾投放点；如确需设立，应有适当的遮挡措施。有的中小城市的边缘区域，仍在使用垃圾收集池，其设置应避开主干道。有的城市使用可移动式垃圾箱，应尽量离开人流、车流较集中的道路和公共场所。使用塑料垃圾桶收集垃圾的城市，沿路布置的垃圾桶要避免数量过多过密，特别是不要将十几个垃圾桶放在一起。如果垃圾桶密集摆放，虽然环卫专业单位清运方便，但不利于居民和商户投放，且数量太多的垃圾桶摆在一起影响城市观瞻，周边污染极难控制。在居民小区和村庄，由于道路比较窄，车辆较多，易发生人车拥挤现象，要和居委会或村委会、物业公司共同协商确立垃圾投放点的位置合理确定垃圾清运时间。所以说，垃圾投放点的设置要科学，要在便于清运和方便居民投放以及环境整洁上彼此兼顾。

2. 引导居民有序投放生活垃圾

垃圾投放点确定以后，要通过一定的方式，告知居民和周边人群，有序投放生活垃圾。所谓有序，一是定时，根据城市的生活习惯和作息时间，对生活垃圾的投放定出时间段，请居民遵守；二是定点，居民投放生活垃圾要到生活垃圾投放点，不能随处乱扔，随手乱丢；三是规范，投放生活垃圾要投入垃圾容器或垃圾池内，不要投到容器和池子外边；四是在实行垃圾分类收集的城市和区域，要将生活垃圾分类投放到指定的容器内；五是饭店、宾馆、商场、机关、企事业单位的生活垃圾要单独设点存放，不可投入为居民设置的垃圾投放点；六是禁止为图方便，随意自行设置生活垃圾投放点堆放存储垃场七是对大件垃圾要单独存放，不要投到生活垃圾投放点。

3. 合理选择收运模式

一座城市的发展都是有历史的。在发展过程中，垃圾收集运输的模式有一个完善的过程。而这个过程，是和城市的经济、社会发展水平相联系，也和城市政府对环卫管理的认知程度相联系。但对城市垃圾收运模式影响最大的是收运机械装备的发展，即科学技术的进步。从这个角度上讲，城市环卫垃圾收集模式的确立，应以收运装备为中心，以提高收运装备使用效率为着力点，配备合理的人力，加以科学的组织和调度。环卫装备的进步是渐进式的。与垃圾收集运输机械相匹配，各城市在实践中形成了些比较稳定的垃圾收集运输模式。

（1）巡回收集直运模式。巡回收集是指收运车辆按一定路线到各个垃圾投放点或收集点循环收集垃圾。直运是指收运车将生活垃圾从垃圾投放点或收集点收集后直接运至垃圾处理场所，不经过垃圾转运站的运输方式。

垃圾收集点可能是垃圾投放点，也可能是简单的小规模的垃圾汇聚点。根据不同城市的经济发展水平和环卫设施状况，收集点大体有散装垃圾、袋装垃圾和桶装垃圾三种状态，与之配套的运输车辆有卡车、密闭式垃圾运输车、压缩式垃圾运输车等。此种模式适应于垃圾终端处理设施与城市距离较近的城市，运输车辆的载重一般为5~8吨。

在一些无法设置垃圾投放点的市中心商业区以及一些特殊区域，往往采用巡回收集的方式。

（2）站点收集直运模式。在一些城市，分区布置了相对集中的垃圾收集站点，每个站点负责收集一定范围内的生活垃圾。这些站点上都有供垃圾投放和暂存的垃圾容器，有的是集装箱，有的是分体式小型压缩箱，还有其他形式的容器设施。无论是何种形式，垃圾站点的共同特点是有较大的垃圾容器，有专门的管理人员。这些站点可以供附近居民直接投放生活垃圾，也可接收区域内人力车或小型机动车收集的垃圾。随着城市经济的发展和人民群众环境意识的提高，以及环卫装备的改善，各城市垃圾收集站点的建设水平越来越高，具有压缩功能的垃圾储运容器的普及率越来越高，使收集站点兼具了收集和转运的双重功能。其建筑的外观设计也与城市的建设风格相一致，与周边建筑物相呼应，密闭性也越来越好，管理要求越来越高。

垃圾收集站点的容器装满后，由专门的车辆运送至垃圾终端处理场所。这种收集站点的车辆装载量一般为 8~12 吨，适应于垃圾终端处理设施与城区距离较近的城市。

（3）二次转运模式。在垃圾终端处理设施距离城市较远的情况下，有的城市建设了大型垃圾中转站，进行垃圾的二次转运，形成了城市的垃圾物流。

采用二次转运模式一般应满足以下条件：①垃圾日产量达到一定规模；②垃圾终端处理设施距离城市较远；③城市区位优越，发展潜力大；④城市经济状况良好，能承受大型垃圾中转站的建设和运行费用：5 经过充分的经济和技术论证，能降低管理成本和提高社会效益：⑤单车转运规模不应小于 15 吨。

二次转运模式就是将巡回收集和站点收集的垃圾运至垃圾中转站，重新卸料装车，由专门的车辆运送至垃圾终端处理场所

随着城市经济体量的增加，城市人口增长大大超出了规划预期，一些城市的垃圾处理设施的使用寿命大大缩短，城区周边的选址越来越难，迫使垃圾处理设施建设得离城市越来越远，垃圾二次中转模式的适应范围不断扩大。近年来，由于技术的进步，垃圾中转设备的小型化取得了长足发展，适应中小城市的垃圾中转设备不断更新换代，垃圾二次转运模式出现了新的空间。由于国家的城乡一体化战略，将垃圾收运体系的触角伸向了广大农村。因为垃圾终端处理设施城乡共享的原因，幅员广阔的乡镇的垃圾二次转运成为必然。垃圾二次转运模式的应用，在广大的中小城市垃圾收集运输中的地位将不断增强。

4. 规范清运

城市垃圾清运必须遵照一定的规范进行。

（1）及时清运。及时是垃圾规范清运的基本要求。由于生活垃圾中含有比例较高的易腐有机物，极易发生腐烂，渗水变臭，影响周边环境和居民生活，春夏秋三季更为严重，因此，各城市一般都规定当日产生的生活垃圾必须当日清运完毕，简称为"日产日

清"。即使达到了"日产日清"，在夏秋季节，因生活垃圾腐烂发生的渗水和臭味现象仍不可避免。为实现垃圾及时清运的目标，各城市都根据具体情况进行了有益的探索。有的城市在垃圾高产期每天清理两遍，有的延长作业时间，有的轮班夜间作业。对此，各城市可根据实际情况制订科学清运的方案。

（2）定时清运。定时是垃圾规范清运的又一要求。城市道路的交通状况是不均衡的，有时拥挤，有时疏阔；城市商户的营业时段是有规律的；机关、企事业单位的作息也是有明确要求的。要根据城市的道路、人流状况，确定垃圾收集运输的时段和线路。垃圾收集运输的车辆、设施设备的运行应尽量避开车流高峰，尽量规避繁华路段和重要机关、企事业单位。有条件的城市，可以实行夜间清运作业。

（3）密闭收集运输。城市生活垃圾在到达终端处理场所之前，无论处于哪个环节，都存在影响观瞻和污染环境两大问题，因此，垃圾的收集运输过程要求密闭操作。由于经济或其他原因，有些城市的环卫作业车辆不足，其性能也不能满足密闭作业的要求。对此，这些城市应采取各种措施，从运输车辆到管理手段，都要有步骤、有计划地推行垃圾收集运输的密闭化作业，以促进环卫管理的升级和城市垃圾管理的现代化。

（4）特殊类别垃圾的收集与运输。

（1）清扫垃圾宜单独收集、运输及处理。清扫垃圾沙土多、极少易腐，对环境的影响较小，热值低。如干式清扫，则尘土量大；如湿式清扫，则含水率高。无论何种清扫垃圾，不便倾倒，不便转运，选择就近处理，可降低成本。

（2）农贸市场垃圾。农贸市场垃圾含水率大，易腐烂，产生量大，比较集中。宜建立垃圾收集站或采用大容积密闭容器收集垃圾。应由收集车根据市场的经营规律，采取定时定点收集的方法，并严格"日产日清"。

（3）建筑垃圾由城建部门归口管理，由具有资质的专业机构的车辆运至建筑垃圾处理场专门处理。

（4）工业废物按照"谁排放，谁负责；谁污染，谁治理"的原则，在环保部门的监管下由排放单位按规定排放与处理。对无毒无害类工业废物可酌情考虑纳入环卫管理，如果工业废物相对生活垃圾较少，则可经其产生单位向辖区环卫主管部门申请，经批准后，由环卫部门有偿清运；工业废物产生量较多则应单独组织收运处理；具有生活垃圾属性的工业废物、生产边角料可与生活垃圾一并收运处理。

（5）医疗废物应交由具有专业资质的企业单独收集、密闭运输，送到医疗废物处理场所集中处置。

（6）生活垃圾中的危险废物，其他类别的危险废物（含病死家禽），必须在地方环保部门的监督下依照国家有关规定和技术要求由排放企业自行或委托有资质的专业机构进行安全处理。

（7）粪便应单独收集、运输及处理。

对于特殊类别的垃圾，产生主体常常推委责任，管理难度较大。这些特殊类别的垃圾，极易混入生活垃圾，给正常的生活垃圾清运造成困难，并且容易传播疾病。因此，环卫行政和业务主管部门要加强监管，明确垃圾产生主体的责任，防止出现管理空白和发生垃圾管理责任事故。

（二）生活垃圾收集与运输的监管重点

城市生活垃圾收集、运输环节的监督管理非常重要，它关系城市的环境和秩序，影响城市的形象和品位，代表城市管理的效率和水准，应该予以高度重视。要抓住垃圾收集运输过程的重要节点，加强监督检查，确保垃圾收运过程的高效、环保、安全。

1.垃圾投放点管理

垃圾投放点是垃圾收集的基础设施，分布在全市的各个区位，密度大，分布均匀。

选择垃圾投放点的原则是既要方便居民投放，又要方便专业单位清运，还要最大限度地减少对城市环境的影响。这几方面的要求应兼顾，但实践中往往难以两全。垃圾投放点和居民日常生活紧密相关，管理不好，易产生环境纠纷垃圾投放点的管理应从两个方面着力。

一是所在区域的保洁人员要负起管理责任。一般情况下，城市的保洁是全天候的要明确所在区域的保洁人员承担垃圾投放点的管理责任。要注意投放点的垃圾不要外溢。采用垃圾池投放方式的，要将垃圾规范存放于池内；采用袋装投放方式的，要限制投放区域；采用桶装或箱装投放方式的，要及时将散落桶、箱外的垃圾装入桶或箱内。保洁人员对垃圾投放点的管理责任落实了，垃圾投放点对环境的影响就会减少到最低；反之，城市的垃圾暴露现象就会变得非常严重。居民小区，物业公司的管理人员要负起垃圾投放点的管理责任。

二是垃圾收集作业管理。无论是采用人力车还是机动车收集垃圾，收集作业都要严谨。每次作业时都要将投放点的垃圾清理完毕，并将作业过程中散落的垃圾清理干净，真正做到"车走地盘净"，不遗漏垃圾，不散落垃圾。

垃圾投放点是城市环卫最前端的基础设施。城市环卫行政和业务主管部门要采取措施，尽量使垃圾投放点的标志明显，地面硬化，范围清晰。有条件的城市，要定期对垃圾投放点进行清洗，确保环境整洁。

2.垃圾收集站管理

垃圾收集站是近年来迅速普及的一种环卫基础设施，它催生出一种较先进的垃圾收运模式。由于规划具有滞后性而设备更新的速度很快，垃圾收集站的布局往往不尽合理，建设不太规范，服务范围差异很大。垃圾收集站承担着一片区域的垃圾收集和运输的任务，是一个小型的垃圾集散地，其污染的强度相对较大，对周边环境的影响比较突出。因而其管理的要求比较高，管理的难度比较大。

垃圾收集站要求密闭，要求和周边建筑及居民区有一定的距离间隔，有一定规模的绿化隔离。因为规划、专业、经济等各种原因，在建设中经常存在先天缺陷，增加了管理的难度。

垃圾收集站的管理有两个目标：一是及时清运服务区域内产生的生活垃圾；二是保持收集站的洁净，减少对周边环境的污染。

（1）及时清运服务区内产生的生活垃圾。对垃圾收集站的管理，要注意做好以下工作。

首先，要保证设备的完好，确保正常运转。收集站使用的设备都有一定的技术复杂性，出现故障的概率是客观存在的。要密切关注设备的运行状况，发现问题，及时解决。要定期对设备进行保养维护，保证设备正常运转。

其次，要配备责任心强、技术熟练的设备管理和操作人员，加强对他们的业务和技术培训，减少甚至杜绝因设备操作失误造成的收集站中止服务。

再次，合理调度服务区域内垃圾的进站情况，做好每日垃圾收运的收尾工作，不在站内积存垃圾过夜。

最后，要有预防设备停运的应急处置方案。设备出现故障的可能性是客观存在的，一旦发生设备故障不能正常清运垃圾，要有替代措施进行应急处置，保证垃圾收集运输工作正常进行。

（2）保持收集站的洁净，减少对周边环境的污染要着重抓好以下环节。

第一，要做好收集站的密闭工作，实现密闭作业，减少垃圾暴露和臭气外溢。在收集站的建设阶段，就要把密闭作为一个重要参数进行规划设计和建设，为日后的管理创造条件。在运行中，要科学组织作业，保持收集站的密闭性。

第二，要合理调度进站车辆，特别是高峰时段的垃圾收集车进站不能出现压车，减少垃圾收集车和运输车在站停留及垃圾在站暴露时间。

第三，保持现场作业环境的洁净。对装卸车过程中出现的撒漏垃圾要及时清理装车，减少散落垃圾的暴露时间。装有除尘除臭设施设备的收集站，要及时开启除尘除臭的设施设备，净化收集站的空气。

第四，对作业过程中出现的垃圾污水要及时处理。特别是夏秋季节，作业过程中渗滤的污水极易腐臭，散发臭味，严重影响周边环境。要及时排入城市管网或用污水车运至污水处理厂进行处理，第五，每天坚持消毒和清洗、消杀作业，保持收集站空间和地面干净，减少蚊蝇滋生和鼠害。

第六，有条件的城市，可定时喷洒除臭剂或清新剂，改善站内和周边空气质量。

3.垃圾转运站管理

有的城市的垃圾终端处理设施距离城区较远，且城市经济、人口发展达到了一定规模，为提高城市环卫管理水平，降低道路上垃圾运输车的行驶密度，减少垃圾收集运输成本，建设大型垃圾转运站，对垃圾进行二次甚至三次转运，是一个比较科学的选项，垃圾转运站的管理和垃圾收集站的管理有相同之处。但由于垃圾转运站的垃圾流动体量更大，污染强度更高，因而管理的难度成倍增加垃圾转运站管理的目标具有复合性。既要保证城市垃圾的正常外运，又要为前端垃圾收集工作创造顺畅的物流渠道，还要保持转运站与周边环境的和谐。从垃圾转运的角度看，主要应做好以下工作。

第一，要采取切实可行的措施，保证转运站的正常运行。垃圾转运站系统集成复杂，自动化程度高，涉及机械、液压、电气、自动计量和控制等相关技术，任何一个系统或零部件出现问题都有可能导致停运。要系统培训垃圾转运站的员工，使他们能熟练、安全地操作设备，杜绝因设备操作不当导致的停运。要定期检修、维护设备，使设备始终处于良好状态。要配备专门的设备维修维护人员，备足易损配件，一旦设备发生能够及时维修，恢复功能。要和设备供应商保持良好的沟通，一旦设备发生重大故障能在第一时间得到维修响应和技术支持，在尽可能短的时间内恢复设备的运行。

第二，科学确定垃圾车进站时段和秩序。大型垃圾转运站的进站车辆密度大，特别是高峰时段极易造成压车现象。要根据当地季节变化情况及时调整作业时间，给清运车辆倾倒垃圾提供充足的时间和空间，以减少卸车排队时间，减少垃圾清运车辆在转运站的滞留时间，减少垃圾清运车辆臭味的发散和垃圾污水的撒漏，保持转运站垃圾倾倒作业的顺畅和转运站周围环境的优良。一些垃圾转运站的操作实践证明，在这方面大有可为。

第三，规范作业现场秩序。垃圾收集车辆要有序进场作业，防止无序进场造成的拥堵和事故。对现场出现的垃圾外溢现象要及时处理。对作业现场垃圾倾倒过程中出现的飞扬飘浮的塑料袋等搭、挂现象和轻质细小的碎屑、粉尘的飘扬降落累积现象要及时处理。对作业周边的地面要在作业的间隙及时清扫、冲洗，冲洗水应进行达标处理后排放。

第四，转运站的除尘、降尘、除臭系统要始终处于运行状态，设备故障要及时排除，保持站内及周边的空气清新。由于经费不足，有的转运站不能保证除尘、降尘、除臭设备的正常运行；还有的转运站的管理人员对环境保护的认识不足，不使用配置的环保设备，导致垃圾转运站臭气严重外泄，影响周边环境。

第五，从春末一直到秋末，要对站内进行不间断的消杀作业，控制蚊蝇滋生，控制鼠害。

第六，始终把安全管理放在重要的位置抓紧抓好。转运站的作业范围小，车辆、人员进出频繁，机械设施设备、电力电器设备启动频繁，安全事故易发区位多，稍有不慎，就有可能发生安全事故。要严格按照转运站运行技术规范的要求进行规范管理，杜绝安全事故的发生，第七，制定可操作的应急预案，一旦发生不可控的突发事件，保证城市垃圾的清运能顺利进行。

4.垃圾收集、转运车辆的管理

垃圾收集运输车辆，是每个城市垃圾收运的主要作业装备。无论采用哪种收运模式，车辆都处在城市垃圾收运体系的核心地位。一座小城市，垃圾收集运输的车辆有几十台。一座中等城市，垃圾收集运输的车辆有上百台。这些车辆，日夜不停地穿梭于城市的主次干道、背街小巷。在车辆流动的过程中，大都装载着生活垃圾。既影响城市的交通，又影响城市的环境。因此，加强对垃圾收集运输车辆的管理，是城市环卫管理的一项重要工作，也是城市垃圾收集运输管理中的一个重要环节。

首先，要保证车况良好，保证车辆正常运行。要建立起正常的保养维修保障机制，出现问题，在尽可能短的时间内解决，防止出现车辆故障导致的垃圾不能正常清运的事件。

其次，要建设机动运力，在出现车辆故障时能有补救措施。由于各中小城市的财力有限，再加上环卫部门负责同志对此事往往认识不足，环卫机动运力不足是普遍的现象。各城市要在这方面引起高度重视，采取得力措施补足这一短板，保证有足够的机动运力应对因车辆故障出现的垃圾清运中断现象。

最后，要抓好车辆的"容貌"管理，保持车辆外观洁净。每天作业完毕，都要对车辆进行冲洗，特别是对车辆上挂、搭的垃圾进行清理，保持车辆外观整洁、箱内洁净，避免产生臭味。

5.坚持生活垃圾"日产日清"的管理目标

当天产生的生活垃圾当天收集完毕，并运送至终端处理场所进行无害化处理或资源化利用，是城市生活垃圾收集运输最基本的管理目标，也是实践证明行之有效的管理过程，我国中小城市基本实行垃圾混合收集运输的收运模式。生活垃圾收运不及时极易产生鼠害，其中的易腐有机物变质腐烂还会产生恶臭，滋生蚊蝇和病菌，影响环境和居民健康。生活垃圾"日产日清"，可有效遏制垃圾腐败带来的危害。在相当一部分的中小城市，垃圾投放点的建设还不太规范，做不到投放容器密闭，垃圾对市容观瞻的影响较大，特别是风雨天气和夏秋季节，问题会更加突出。坚持生活垃圾"日产日清"，能有效避免因生活垃圾投放造成的对城市市容和居民生活的负面影响。

影响城市生活垃圾"日产日清"的因素。

一是收运车辆故障。车辆故障又无机动车辆替代，必然造成生活垃圾积存，影响面积比较大。

二是收集人员缺岗。在使用人力车或小型机动车收集垃圾的城市，因收集垃圾工人缺岗造成的小范围垃圾积存经常发生。

三是收集人员或作业车辆偷工减时。有的作业车辆和工人不按规程操作，将两天的工作合并到一天，如果督查监管不到位，必然造成垃圾积存。

四是特殊情况造成生活垃圾的暴发性增长，常规人力、运力不足以应付，例如，节假日和自然灾害等。针对这不同的状况，环卫行政和业务主管部门应采取有效措施，加强管理，确保生活垃圾的"日产日清"。

6. 坚持密闭收集和运输

城市生活垃圾要求进行密闭收集和运输。由于机械性能和作业方式、规范的差异，密闭收集运输的管理难度较大。要做到密闭收集运输垃圾，就要针对收集机械装备进行不同的管理。

（1）在使用敞篷车作为收集车辆的城市或城市区域内，装车环节是做不到密闭的。车辆在垃圾投放点的转换途中，车箱遮盖费时费力，如果管理不到位，也不容易做到全程密闭。必须对作业过程提出明确的遮盖要求，对作业人员的操作做出明确的规范，严格要求，加强监管和约束。

（2）在使用集装箱装载垃圾的站点，经常发生装载口冒溢。要采取严格细致的管理措施，防止装载口冒溢和封闭不严的现象发生。

（3）使用后装式或侧装式垃圾车收集运输垃圾时，装载口也易搭挂垃圾，应对跟车作业人员提出明确要求，将装卸口的垃圾清理干净，保持收集运输车辆的整洁。

7. 杜绝垃圾收集运输车辆的垃圾飘散和污水滴漏

生活垃圾运输环节有两个管理难点：一是垃圾的飘散，二是污水的滴漏。这两个难点都严重影响环境，影响行业形象，必须采取有效措施，认真加以解决。

对于密封的车辆，要抓好装卸口搭挂垃圾的清理，保持车辆运输途中的干净整洁，防止搭挂垃圾的飘散。对于敞口的车辆，要认真抓好沿途的遮盖。盖布要能完全遮盖住车箱顶部且封盖完好。对破损的盖布要及时修补和更换。

夏秋季节，垃圾收集运输车辆的污水滴漏几乎是普遍现象，既污染沿途地面，又散发恶臭污染环境，使路人掩鼻，应认真加强管理，将其影响减到最低。对采用巡回收集直运方式的车辆和二次转运方式的前端收集车辆，要安排适当的污水排放点，及时排放垃圾收集车中的污水。对采用站点收集直运方式的车辆和二次转运方式的专用运输车辆，要在垃圾收集站和转运站将垃圾中的污水排出处理。要在垃圾运输车上加装防污水渗漏的装置防止污水滴漏。一旦发生比较严重的垃圾运输车污水滴漏现象，要认真查找原因加以解决。

8. 生活垃圾收集运输中的应急处置

城市生活垃圾收运中的突发事件时有发生。城市环卫的行政和业务主管部门，应制订垃圾收运突发事件的应急预案，下发至各作业单位遵照执行。各垃圾收运作业单位应按照应急处置预案，备足设备和物资，提升相应的应急处置能力，一旦发生突发事件，能够自如应对。

城市生活垃圾收集运输的突发事件分为全局性和局部性两种形式。

全局性的生活垃圾收运突发事件一般发生于自然灾害之后，如暴雨、洪水、地震等，严重损毁城市生活垃圾的收运系统，导致收运系统瘫痪而发生垃圾收运的灾难性事件，发生因自然灾害导致的城市垃圾收运突发事件后，环卫行政和业务主管部门，应首先努力恢复城市垃圾收运系统。应与城市管理的其他部门加强协调，有计划、有步骤地首先恢复城市功能，并及时恢复城市垃圾收运系统。在垃圾收运系统正常的情况下，按超常规的程序和方式对城市垃圾分类收集运输，应会同环保、卫生防疫部门进行检测甄别，根据垃圾性质由不同的专业机构进行适当处理，生活垃圾的收集、运输，在自然灾害过后，应努力做到：

（1）人群滞留和避难等场所的垃圾应及时清理、收集、运输，尽量减少生活垃圾暴露，避免雨水直接浇淋，防止蚊蝇和鼠类滋生。

（2）灾民安置点、救援广场、基地、主要街道等人群聚集场所，应设置具备防雨水设施的生活垃圾临时投放点和收集站。设置的临时投放点和收集站，应避开易倒塌建筑物等有潜在危险的场所和饮用水水源。

（3）当采用非专用容器临时收集生活垃圾时，垃圾投放点和收集站应设置应急垃圾收集容器。

（4）应急垃圾存放地应设置应急垃圾存放标志。

（5）对应急垃圾存放地应采取卫生防疫消杀、降尘除臭等措施。

（6）对收集的生活垃圾应及时密闭运输。当征用社会车辆运输生活垃圾时，应进行必要的改装、改造、加固，并采取防护措施，定期清洗消杀。

（7）生活垃圾运输车辆应设专门停放场所，不得随处乱停乱放。车辆停放点与临时安置点应保持 100 米以上的卫生防护距离，与过渡居住区宜保持 200 米以上的卫生防护距离，车辆应定期消杀清洗。

（8）临时设置的垃圾收运设施应有明显的标志。

城市生活垃圾收运中还会发生一些局部的突发事件，如环卫车辆翻车事故造成的大面积垃圾撒漏，社会矛盾导致生活垃圾清运无法正常进行进而造成城市生活垃圾大面积积存等。对此，城市环卫行政和业务主管部门，垃圾清运作业单位要勇于直面矛盾，协调解决，保证城市生活垃圾收集运输的正常进行，保证城市环境卫生的质量和城市居民生活不受大的影响。

（三）生活垃圾收集与运输的作业组织

生活垃圾的收集运输是城市环卫管理的中心环节，科学的作业组织是保证城市生活垃圾收运系统高效运转的必要条件。

1. 根据城市的具体情况，采用合适的垃圾收集运输模式

一座城市，因功能分区的原因，城市的不同区位主要承担的功能不同，人流量不同，因而对垃圾收集运输的要求也不同。各功能区的工作、经营、生产生活中产生的垃圾成分和垃圾量也有较大差异，因而，采用有区别的垃圾收运模式可以节约人力和运力成本。城市的发展具有阶段性，环卫基础设施的配套有先有后，其技术水平和技术参数也有区别。城市区位和环卫基础设施的建设水平以及配套情况，是决定城市垃圾收集运输模式的主要因素。要从城市的实际情况出发，选择最能发挥清运设施效率、最小影响环境的垃圾收集运输模式。确立收运模式后，根据设施设备情况，配备合适的人员，使设施设备发挥最大效益。

2. 根据作业模式，编制全覆盖的垃圾收集运输网络

一座城市的垃圾收集运输网络，是和居民生产生活赖以存在的区域相对应的，不能出现疏漏。无论是政府自行组织收运，还是通过市场运作的方式组织收运，首要的是明确各区段的收运主体，将该区段的生活垃圾收集运输的职能、责任，通过一定的行政的或法律法规的方式赋予收运作业单位，由收运作业单位配置相应的机械设备和人力，将垃圾收运的职责分解到作业小组，即固定到具体的设备和人员。职能、责任的分解落实过程不能出现交叉和空白。

3. 建立符合法规要求和城市实际的作业模式

关于垃圾收集运输，国家层面的行政主管部门有明确的规范要求，住房和城乡建设部专门发布了《生活垃圾收集运输技术规程》，对城市生活垃圾的收集运输提出了明确的基本要求。各城市可结合规范的要求和本市的具体情况，制订具体的作业规范，以供作业单位执行。

要根据季节的不同，规定垃圾收集运输作业的起止时间、行车路线、收集频次；做好收集运输作业与垃圾投放及终端处理的对接；对作业程序、作业质量、车辆清洗、车辆遮盖、防止垃圾抛撒和污水滴漏，提出明确的要求；对有可能发生在责任区域内的生活垃圾局部突发事件明确处理责任和处理时限；对垃圾投放设施、清运设备、作业过程的标志设置提出具体要求；对垃圾收集运输的作业人员的着装、工具状况提出明确要求。作业规范的要求要明确具体，有可操作性，便于检查考核。

4. 建立完善的垃圾收集运输的管理制度

在生活垃圾收集运输的各个环节、各个重点难点节点上，都要建立健全严格的管理制度。通过管理制度，将管理规范的要求落到实处。除操作要求外，还应建立奖惩制度，对

垃圾收集运输过程进行全方位的激励和约束。

5.建立督查检查制度

城市生活垃圾的收集运输是一个动态的过程。每天重复同样的工作，每天面对新的情况，易使人产生惰性和疲劳感。要建立起生活垃圾收集运输的督查检查制度，对整个收运过程进行有效的监管。城市环卫管理的行政和业务主管部门，作业的主体单位，应从不同的角度监管垃圾的收运工作，做到过程可控、结果可控。督查检查的结果应和奖惩挂钩，以激励先进，鞭策落后。

二、生活垃圾卫生填埋场的运行管理

在我国，由于行政区划管理的原因，城市生活垃圾都是"自产自销"的，即每个城市自行消纳处理城市每天产生的大量生活垃圾。这种体制的优点是"各负其责"，责任主体明确；弊端是生活垃圾处理上的各自为政，导致生活垃圾处理水平的参差不齐，生活垃圾处理设施的利用率低。虽然已有不少专家呼吁生活垃圾处理设施在较大区域内的联建联用，以节约建设成本，提高垃圾处理设施的利用效率，但由于行政的、经济的、财政的等各种原因，垃圾处理设施区域联建联用没有大的突破，基本上保持着各地、市（县）自行处理区域内产生的生活垃圾的格局。因此，生活垃圾处理设施的建设运行管理是每个中小城市环卫管理的一项重要的基本任务。

经过长期的管理实践和理论研究，在城市生活垃圾无害化处理方式上形成了卫生填埋、堆肥、焚烧三种基本技术。这三种处理方式各有优势和劣势。就中小城市而言，垃圾卫生填埋具有一次性投资少、管理简单、抗负荷冲击能力强、管理成本低等优点，是一种符合正在发展中的城市实际的垃圾无害化处理方式。

城市生活垃圾卫生填埋场运行管理的目标是作业规范、运行安全、提高效率、降低成本、有效防治污染。

（一）生活垃圾卫生填埋场运行管理的基本条件

城市生活垃圾处理的基本目标是实现生活垃圾的无害化。在保证无害化的基础上，进而实现垃圾处理的资源化和减量化，是一个比较现实的选择。要实现这一基本目标，就要建设规范的生活垃圾卫生填埋场，并对其进行规范的管理，这就要求城市生活垃圾卫生填埋场具备一定的运行管理条件。

l.设施完备

一般而言，一个设施完善的生活垃圾卫生填埋场包括主体设施和辅助设施及配套工程。主体设施包括：计量设施、基础处理与防渗系统、地表水及地下水导排系统，场区道路，垃圾坝，渗沥液导流系统、填埋气体导排及处理系统、封场工程及监测设施等。辅助设施及配套工程包括：进场道路、备料场，供配电、给排水设施，生活和管理设施，设备维修、消防和安全卫生设施，车辆冲洗设施，通信设备、监控设施，环境监测室、停车场，应急垃圾临时存放、紧急照明等设施。只有具备了这些设施，城市生活垃圾才具备了进行卫生填埋，进而实现无害化处理的条件。

由于各种原因，目前我国中小城市的生活垃圾卫生填埋场只有部分达到了设施完备的标准。许多城市建设的垃圾卫生填埋场不配套，带缺陷运行，达不到卫生填埋的标准；还有的城市，甚至还在进行简易填埋。中小城市生活垃圾卫生填埋场的建设仍需努力。

2. 设备齐全

城市的生活垃圾卫生填埋场每天要接收大量的生活垃圾，填埋作业的土方量很大。特殊的处理对象和大体量的物料，靠人力是根本无法完成的，必须配备必要的设备。生活垃圾卫生填埋场作业需要的设备主要有挖掘机、装载机、推土机、压实机、自卸车、冲洗车、消杀车、污水车等。只有具备了这些机械设备，才能保证生活垃圾卫生填埋场的运行，继而探讨运行管理水平的进一步提升。

3. 经费充足

生活垃圾卫生填埋场每天要消耗大量的物资、油料、机械配件和使用相当数量的人力，经费保证不可或缺。经费出现问题，将出现填埋作业的"偷工减料"，直接影响作业质量，降低生活垃圾卫生填埋场管理的水准，难以实现生活垃圾无害化处理的目标。

4. 员工称职

生活垃圾卫生填埋场管理有一套科学的规程，有较高的质量标准要求，需要有较高水平的管理人员进行管理和作业。生活垃圾卫生填埋场的机械为专用机械，各种设施设备比较复杂，对使用人员的技术要求较高。垃圾填埋场的工作环境恶劣，社会关注度高、涉事敏感。由于这种种原因，对垃圾填埋场的员工在政治思想、管理水平、技术素质等方面均有较高的要求。因此，要加强对员工的培训和教育，不断提高员工的政治素质、管理水准和技术技能，建设称职的员工队伍。

（二）生活垃圾卫生填埋场运行管理中的强制性事项

生活垃圾卫生填埋场的管理运行，涉及环境安全、社会安宁，更涉及员工人身安全。因此，在国家和主管部门的各种规范中设置了许多强制性的事项，在实际管理工作中必须严格遵守。

（1）生活垃圾卫生填埋场严禁接纳未经处理的危险废物。危险废物和生活垃圾是完全不同的两类物质。危险废物一般具有潜在生物危险、易燃、腐蚀性、毒性或放射性，对人和环境有严重的破坏作用。进入生活垃圾卫生填埋场的固体废物应满足《生活垃圾填埋场污染控制标准》的相关规定。《国家危险废物名录》列入的各类危险废物不得进入生活垃圾卫生填埋场。家庭日常生活中产生的废药品及其包装物、废杀虫剂和消毒剂及其包装物、废油漆和溶剂及其包装物、废矿物油及其包装物、废胶片及废相纸、废荧光灯管、废温度计、废血压计、废镍镉电池和氧化汞电池以及电子类危险废物等，虽未列入《国家危险废物名录》，但也应尽量控制其不进入或少进入生活垃圾卫生填埋场。不在控制危险废物名录下的家庭日常生活中所产生的废电池、化妆品等废物，应按照环保部门的相关要求，进入符合要求的消纳场所。

（2）填埋场场区内应设置明显的禁止烟火、防爆标志。填埋区等生产作业区严禁烟火，严禁酒后上岗。生活垃圾卫生填埋场内的控制室、变电室、污水处理区、填埋区域是安全防范的重点区域，这些区域严禁烟火、严禁酒后上岗。这是安全生产的基本要求。

（3）维修机械设备时，不应随意搭接临时动力线。因确实需要，必须在确保安全的前提下，方可临时搭接动力线；使用过程中应有专职电工在现场管理，并设置警示标志。

使用完毕应立即拆除动力线，移除警示标志。

生活垃圾卫生填埋场使用临时电力的情况较多，必须采取严格的管理措施，保证临时用电的安全，进而保证生产的安全和职工的生命安全

（4）皮带传动、链传动、联轴器等传动部件必须有防护罩，不得裸露运转。机罩安装应牢固、可靠。

生活垃圾卫生填埋场使用的机械传动部件比较多，必须有机罩安全措施；机罩安装应牢固、可靠，以防振脱碰落。这是防止工伤事故，保证安全生产，保护职工身体安全的要求。

（5）生活垃圾卫生填埋场场区内的封闭、半封闭场所，必须保证通风、除尘、除臭设施和设备完好，能够正常运行。

生活垃圾卫生填埋场场区内的封闭、半封闭场所易积聚甲烷气体，有发生火灾、爆炸的潜在危险，必须有通风设施并保持性能良好，处于运行状态。

（6）作业运行过程中，单元层垃圾填埋完成后，应保持雨污分流设施完好。雨污分流是生活垃圾卫生填埋场管理的基本要求之一，对减轻填埋场污水处理压力，节约管理成本意义重大。在作业过程中雨污分流设施易受到损坏，因此，要时刻保持雨污分流设施的完好，保证在作业区域出现雨水时能够顺畅导排。

（7）生活垃圾卫生填埋场区（库区）内严禁捡拾废品，并严禁畜禽进入。

捡拾废品人员进入填埋场区（库区）或畜禽进入填埋场区，会影响填埋作业，还有可能损坏设备，甚至发生人员伤亡事故。因此，要采取严格的管理措施，保证填埋场的作业环境不受干扰。

（8）生活垃圾卫生填埋场区（库区）上方甲烷气体浓度应小于5%，临近5%时应立即采取相应的安全措施，及时导排收集甲烷气体，控制填埋区的危险气体含量，预防火灾和爆炸。

填埋场区（库区）上方是甲烷排放最集中的区域，遭遇不利于扩散的天气状况时易造成积聚，易发生火灾和爆炸。因此，填埋场应配备必要的检测设备，定时检测场区（库区）上方的甲烷含量，视情况及时进行导排，预防火灾和爆炸的发生。

（9）生活垃圾卫生填埋场区（库区）及周边20米范围内不得搭建封闭式建筑物、构筑物。

填埋场区（库区）上方及周边有甲烷产生及聚积现象，易产生火灾和爆炸。而封闭的建筑物和构筑物会加重甲烷的聚积且不易导排，因而，在填埋场区（库区）周边近距离范围内禁止搭建建筑物和构筑物。

（10）填埋作业机械前后方2米、侧面1米范围内有人时，作业机械不得启动、行驶。

生活垃圾填埋作业现场噪声大、车辆多，垃圾运输车的随车人员在倾倒垃圾时有时需下车作业，极易发生人身安全事故，因此，填埋作业车辆操作人员要时刻保持高度警觉，在有人靠近作业车辆时禁止启动和行驶车辆。

（11）生活垃圾卫生填埋场开始运行前，应进行填埋场的本底监测，包括环境大气、地下水、地表水、噪声；填埋场运行过程中应依据现行国家标准《生活垃圾填埋场污染控制标准》进行环境污染、环境质量的监测以及填埋场运行情况的检测。

生活垃圾卫生填埋场运行过程中必须进行全面的监测与检测。运行前必须进行本底监测，以作为日后运行管理对环境影响的参照。运行过程中也应依据《生活垃圾填埋场污染控制标准》的要求，不间断地进行环境污染的监测，以防止污染扩散：进行环境质量的监测，以及时控制因填埋作业对环境造成的影响；进行填埋场运行情况的检测，以保证填埋场的运行安全可靠。

（12）消杀人员进行药物配备和喷洒作业时应戴安全卫生防护用品，并应严格按照药物喷洒作业规程作业。

消杀是生活垃圾卫生填埋场管理作业的一项经常性工作，它有易中毒的特性，因而要求作业人员按规程操作，确保生产安全。喷洒药物时应与现场作业人员保持20米以上的距离；药物不得喷洒到人体和动物身上；不得在下风向作业喷洒药物；要严格按药物的使用比例要求进行配兑；在夏季的中午、大风和暴雨天气不宜进行消杀作业。还有其他的一些作业规程，必须严格遵守。

（13）各检测点以及易燃易爆物、化学品、药品等储放点应设置醒目的安全标志。

生活垃圾卫生填埋场的检测点是对人和环境有一定负面影响的区域，应设置醒目的标志警示人们防范；易燃易爆物、化学品、药品的储放点都有较强的危险性和危害性，应设置醒目的标志提醒人们远离这些方位。

（14）生活垃圾卫生填埋场应建立健全劳动安全与职业卫生管理机制，确定专（兼）

职管理人员，管理填埋场的劳动安全和卫生安全工作。应对新招收的人员进行健康检查，凡患有职业禁忌症的，不得从事与该禁忌症相关的有害作业；定期组织全场人员进行体检和复查：定期组织全场安全隐患的排查工作。

垃圾填埋场作业环境恶劣，对人的健康影响很大，应引起领导的高度重视。劳动安全和卫生工作，是垃圾填埋场管理中非常重要的部分，应采取切实可行的措施抓紧抓好。从员工招收开始，到生产的各个环节以及员工的体检，要把劳动安全和卫生工作贯穿整个垃圾填埋场管理的始终。

（15）生活垃圾卫生填埋场应建立健全突发事件应急处置制度，组建相应管理机构，制订应急预案及应急程序，落实专项经费、专职（或兼职）人员，保证发生突发事件时能够自如应对。

生活垃圾卫生填埋场是一个城市处理生活垃圾的重要场所，发生突发事件的影响是全局性的，严重地影响到一个城市的正常生产和生活，必须有应对突发事件的预案。垃圾填埋场涉及的突发事件有三类：场内突发事件、社会突发事件和自然灾害引发的突发事件。

场内突发事件主要是垃圾场运行过程中出现的安全、环保、卫生事故、机械设备故障等情况。

社会突发事件通常是公共卫生、社会安全、群体性事件、环境污染等情况。

自然灾害包括特殊气候、地质灾害等状况。

一旦发生涉及垃圾填埋场的突发事件，解决的周期会比较长，涉及的社会面会比较广，应根据国家的有关法律法规，结合本城市的具体实际，制订具有可操作性的应急预案，在发生突发事件时，确保城市的生活垃圾能够得到有效处理。

（三）生活垃圾卫生填埋场的填埋作业管理

垃圾填埋是生活垃圾卫生填埋场运行管理的中心工作，包括垃圾进场计量与检验、填埋作业管理两个环节。每个环节都有非常具体的管理内容。

l. 垃圾进场计量与检验

（1）垃圾进场计量。垃圾进场首先要进行计量和登记记录，作为生活垃圾卫生填埋场运行管理的基础数据。计量系统应保持完好，各种设备处于正常使用状态。在条件允许的情况下，宜采用计算机自动控制记录系统。当系统出现故障时，应立即启动备用计量方案。当全部计量系统均不能正常工作时，应采用手工记录，系统修复后及时将人工记录数据输入计算机，保证数据记录完整准确。

垃圾进场登记信息应有如下基本内容：进场日期及时间、运输单位、运输车车牌号、垃圾来源、性质、重量等。

计量作业人员应做好每日进场垃圾资料的备份和每月的统计报表工作，做好当天当班工作记录和交接班记录。

（2）垃圾进场检验。生活垃圾卫生填埋场入口处操作人员应对进场垃圾适时观察、随机抽查，并定期抽取垃圾样品进行理化成分检测。不符合《生活垃圾填埋场污染控制标准》中规定的填埋处置要求的各类固体废物，应禁止进入填埋区，并进行相应处理处置。

（3）注意事项。地磅前后方应设置醒目的限速标志，地磅前方 5~10 米处应设置减速装置。

2. 填埋作业

填埋作业有比较严格的规范要求，也有比较大的管理空间，对垃圾填埋场运行的质量与效益关系重大，应予以高度重视。

（1）作业规划与计划。应按设计要求和实际条件制订填埋作业规划，包括分期分区填埋作业规划，分单元分层填埋作业规划，分阶段覆盖以及终场覆盖作业规划，处理场标高、容量和时间控制性规划等。作业规划制订以后，应依据规划制订阶段性填埋作业计划，确定作业通道，布置作业平台，绘制填埋单元作业顺序图，实施分区分单元分层填埋作业。

（2）作业准备。填埋垃圾的作业区每天都有大量的垃圾堆积，填埋作业面每天都会随垃圾填埋的数量增加而发生移动。因此，每天作业结束后都要为第二天的作业做好准备。

要控制垃圾填埋作业面，不要为图垃圾运输车卸料方便使其过大，可根据填埋场类型、进场垃圾数量灵活掌握。垃圾卸料平台和填埋作业区域应在每日作业前布置就绪，平台数量和面积应根据垃圾填埋量、垃圾运输车流量及气候条件等实际情况确定。卸料平台基底填埋层应预先压实，构筑面积应满足垃圾车回转倒车的需要，整体应稳定结实，表面应能防滑，满足全天候车辆通行要求。可根据实际情况用建筑垃圾或石料构筑一次性的卸料平台，也可用特种钢板多段拼接安装可延伸并可重复使用的专用卸料平台或其他类型的专用平台。

（3）作业现场调度指挥。填埋作业现场垃圾运输车辆较多，特别是每天的垃圾高峰时段更是川流不息。现场的作业机械多且占地面积大，垃圾倾卸过程中有跟车工人下车操作，现场极易发生事故。为保持填埋作业现场的人、车秩序，保证作业安全，现场应有专人负责指挥调度车辆。

（4）填埋作业技术要求。垃圾倾卸到作业面上后，首先要用机械对垃圾进行摊铺，形成 1:4~1:5 的斜坡，然后用专用垃圾压实机分层连续碾压垃圾

垃圾的摊铺厚度每层不宜超过 60 厘米；单元厚度宜为 2~4 米，最厚不得超过 6 米。

使用垃圾压实机碾压垃圾时，碾压次数不应少于 2 次；当垃圾压实机发生故障停止使用时，应使用大型推土机碾压垃圾，连续碾压次数不应少于 3 次。当使用中小型推土碾压垃圾时，应以大型推土机连续碾压的次数进行相应的等量转换。

摊铺压实作业方式有由下往上、由上往下、平推三种，应根据不同的摊铺作业方式调整垃圾卸料的位置。摊铺最好使用大型挖掘机，效率高、效果好；平推时使用推土机尚可，在斜面上作业，推土机效率低且易发生危险。

垃圾压实后应保持层面平整，压实密度不应小于 600 千克／米 2。

（5）作业区覆盖。垃圾填埋作业区应按照填埋的不同阶段适时覆盖。覆盖的主要作用是防臭，防轻质垃圾飞扬，改善不良视觉环境及减少苍蝇滋生。覆盖分为三种：日覆盖即每日填埋作业完成后及时覆盖；中间覆盖即完成一个填埋单元或一个作业区作业时进行的阶段性覆盖；终场覆盖即填埋库区使用完毕，进行封场前对全部填埋堆体进行的覆盖、覆盖可使用渣土材料或膜材料。

渣土材料的优点是分布广，易就地取材，操作简单。使用渣土材料覆盖的缺点是效果差，厚度不易掌握；占用大量的填埋空间，减少了垃圾填埋场的使用年限；雨水导排困难，会导致垃圾渗滤液的大量增加。

膜覆盖材料的缺点是一次性投入较大。优点是可重复使用，从整体上看能够降低覆盖成本；能有效控制填埋场蚊蝇滋生，防臭、防飞扬物效果好；可节约大量的填埋空间，增加填埋库区的使用年限；能有效防止雨水进入填埋堆体，减少垃圾渗滤液的产生，是一种值得推广的覆盖材料。膜覆盖有一定的技术要求，材料的宽度一般应大于 6 米，厚度视材料的质地灵活掌握，以重量轻、抗伸拉、抗氧化老化，能多次反复使用为原则，覆盖时要注意掌握好几个关键环节。

一是垃圾填埋堆体的平整。要按作业规范的要求，将垃圾推平压实，表面不能坑洼不平，不能有硬锐物体突出。

二是做好膜的搭接，前后左右要有重叠压覆，顺水流的方向上膜压下膜，以便于将水导出垃圾堆体。

三是可根据现场情况在堆体上做排水沟，覆膜排水。

四是中间覆盖时因为时间较长要压膜，防止风大将膜掀翻。压膜材料可就地取材，也可预制。

（6）填埋作业注意事项。

一是要保持计量地磅周边的洁净，及时清除地磅表面槽内及周边的污水和异物。

二是失修、失保或有故障的填埋作业机械不得使用三是对填埋作业机械不宜通过拖、顶启动。

四是两台作业机械在同一作业单元作业时，机械四周均应保证必要的安全作业间距。

五是填埋作业时应注意对防渗结构和填埋气体收集系统的保护。垃圾运输车倾倒垃圾点与压实机压实点的安全距离不应小于 10 米，场底填埋作业应在第一层垃圾厚度 3 米以上时方可采用压实机作业，靠近场底边坡作业时，填埋作业机械与边坡的水平距离应大于 1 米。

（四）生活垃圾卫生填埋场的环境管理

生活垃圾卫生填埋场填埋的是固体生活垃圾，在填埋过程中还产生气态的恶臭和液态的渗沥液，三大污染形态在垃圾填埋场同时存在。因此，填埋场的环境管理具有难度大、要求高、时间长的特点。

1. 生活垃圾的污染控制

在填埋场，对生活垃圾的污染控制相对比较容易，填埋场就是一个处理生活垃圾的地方。要严格按填埋作业的要求进行管理，及时做好覆盖工作，减少垃圾的暴露面积和暴露时间

在生活垃圾卫生填埋库区周边要建设隔离和防飞散设施，阻止垃圾的外溢。防飞散设施要随着填埋堆体的高度增加而不断移动，真正起到防飞散的作用。对破损的防飞散设施，要及时予以修补，维持使用功能。

要限制进场车辆的行驶速度，加强对垃圾运输车辆的密闭要求，尽量减少垃圾在厂区的撒漏和飞散。对垃圾运输中撒漏在厂区的零星垃圾，要及时予以清扫清理，保持厂内道路路面及两侧的洁净。对飘散在垃圾场周边的轻质垃圾，要及时组织人员进行捡拾清理，维持好垃圾场周边的环境质量。

2. 生活垃圾卫生填埋场气体污染的管制

生活垃圾卫生填埋场的气体污染来自两个方向：一是填埋库区垃圾堆体发出的恶臭和排放的气体，二是渗沥液调节池和处理厂产生的恶臭和排放的气体。

控制垃圾填埋库区因堆放有机物腐败产生臭气的最有效的方法是减小填埋作业面和做好垃圾堆体的覆盖工作，因此，填埋作业面的日覆盖就显得非常重要。日覆盖因为工作量大、每天重复，极易产生疲劳感和厌恶感而被忽视，因而要坚持不懈。只要垃圾填埋作业面的日覆盖做得到位，垃圾填埋区的臭气控制是可以做好的。填埋库区的垃圾体量越大，其产生的填埋气体就越多，气体中的甲烷、二氧化碳以及含有氨、氮、硫的化合物，对环境的污染也是很严重的，应进行科学的导排和处理。单元式填埋作业在垃圾堆体加高过程中，应及时增高填埋气体收集竖井的高度，并应保持垂直；应在垃圾层达到 3 米以上厚度时，开始建设填埋气体收集井，并确保井内管道位置固定，连接密闭顺畅，避免填埋作业机械对填埋气体收集系统产生损坏。在垃圾渗沥液调节池上方，应加盖封闭，防止臭气外溢。在污水处理环节，要对各污水暴露点位采取防臭气泄漏措施，维护污水处理厂的空气质量。具备条件的，应对填埋气体进行合理利用；不具备条件的，应进行燃烧处理。

3. 生活垃圾卫生填埋场水体污染的控制

垃圾填埋堆体内部不停地进行着物理和化学反应,反应过程中产生大量的有机废水,其污染强度非常高,是生活垃圾卫生填埋场最主要的填埋衍生污染源。垃圾堆体因覆盖不严或其他原因,雨水冲刷过程中产生的污水,也有较高的污染强度。处理好垃圾填埋场的渗沥液及其他污染废水,是控制垃圾填埋场污染最重要的工作。

首先,要做好填埋场的雨污分流。填埋场场外积水应及时导排,排水设施应确保完好畅通。场区内未经污染的地表水应及时地通过排水系统排走。覆盖区域雨水应通过填埋场区内排水沟收集,经沉淀去除泥沙、杂物,水质达到填埋场所在区域水污染物排放要求后,汇入地表水系统排出。填埋场区地下水收集系统应保持完好,保证地下水能顺畅排出场外。

其次,要保持垃圾渗沥液收集系统的完好,确保填埋堆体内的渗沥液能完全收集。最后,要保证垃圾渗沥液处理系统的正常运行。渗沥液处理后出水水质要符合国家排放标准,产生的浓缩液及污泥应按照现行国家标准的规定予以处理四、作业注意事项

(1) 应保持填埋气体导排设施完好,经常检查气体自然迁移和聚集情况,根据情况采取相应措施。

(2) 与填埋区临时道路交叉的表层水平气体收集管应采取加固与防护措施,以保护收集管的完好。

(3) 填埋气体收集井安装及钻井过程中应采用防爆施工设备,竖向收集管顶部应设顶罩。

(4) 在检查井的入口处应设置警示或安全告示牌,设置踏步、扶手。人员进入前应先采取有效措施测试,在满足安全作业和通风条件下,配备安全帽、救生绳、挂钩、吊带等安全用具时方可进入作业。

(五) 生活垃圾卫生填埋场的监测与检测管理

生活垃圾卫生填埋场的填埋堆体里,有非常复杂的物质构成,里面每天都进行着复杂的化学反应,产生大量的填埋气体和水体,既是环境的污染物质,又是生产安全的危险因素。对这些水气物质,仅凭肉眼是不能进行有效鉴别的,必须进行科学的检验与检测,并依据结果进行有效的管理。

I. 委托监测和自行检测

垃圾填埋场的监测与检测项目,有的是强制性的,有的是一般性的;有的监测与检测的设备复杂、技术难度大、要求高,有的使用简单的设备即可进行。由于监测与检测的项目多,填埋场不可能也没有必要配齐所有的设施仪器。为了保证监测与检测的客观性与公

正性，有的监测与检测应该由第三方进行，即进行委托监测与检测。

委托监测与检测一般定期进行，应由具备专业资质的环保、环卫监测部门（机构）进行并出具结果报告。委托监测项目应包括地下水、地表水、渗沥液、填埋气体、大气和场界噪声等内容。监测结果作为垃圾场管理的评价依据和工作改进的依据。

填埋场自行检测是以强化日常管理和污染控制为目的。自行检测项目一般包括气象条件、填埋气体、臭气、恶臭污染物、降水、渗沥液、垃圾特性、堆体沉降、垃圾堆体渗沥液水位、防渗衬层完整性、边坡稳定性、苍蝇密度等内容。检测项目与监测项目相同时，以监测为主，检测为辅；也可根据运行管理状况和需要选择检测项目和增减检测频率

2. 生活垃圾卫生填埋场运行前的本底监测

为了准确评价垃圾卫生填埋场的运行管理效果，有效控制填埋场运行对周边环境的影响，必须在垃圾卫生填埋场运行前对其本底进行监测。本底监测的内容包括环境大气、地下水、地表水、噪声等。已铺设的防渗层在投入使用前，应对其进行防渗结构防漏检测，其检测方法应符合国家相关标准的规定。

3. 检测作业管理

生活垃圾卫生填埋场检测使用的采样，测试的内容、方法，仪器设备、标准物质等应符合国家现行相关标准的规定。检测样品的采样点、样品名称、采样时间、采样人员、天气情况等有关信息应进行详细记录。环境检测过程中还应有样品的唯一性标识和检验状态标识。监测及检测报告宜按照年、季、月、日逐一分类整理归档。

4. 地下水检测

地下水的检测首先要布设好采样点。中小型垃圾填埋场一般在上游设本底井一口，在下游设污染监测井和污染扩散井各两口，在填埋库区防渗层下设地下水导排口一个。大型垃圾填埋场可适当增加检测井的数量。检测项目包括 pH、肉眼可见物、浊度、嗅味、色度、总悬浮物、生化需氧量、硫酸盐、硫化物、总硬度、挥发酚、总磷、总氢、按、硝酸盐、亚硝酸盐、大肠杆菌、细菌总数、铅、铬、镉、汞、砷及地下水水位变化等。检测方法执行《生活垃圾卫生填埋场环境监测技术要求》的规定。每年按照丰水期、枯水期、平水期各至少检测一次的标准执行。地下水检测项目出现异常变化的，应对其增加检测频率。污染扩散井和污染监测井的检测不少于每月一次。填埋场运行过程中对地下水的自行检测，其检测项目则可以结合各地区地下水实际变化或影响情况适当选择。

5. 渗沥液检测

渗沥液处理过程中应进行工艺运行参数的检测。

渗沥液在进入调节池前以至到处理后排放，应进行流量、色度、pH、化学需氧量、生化需氧量、悬浮物、氨氮、大肠杆菌等的检测，还应进行垃圾堆体渗沥液水位和调节池水位的检测。

生活垃圾卫生填埋场投入使用后应进行连续检测，直至封场后产生的渗沥液中水污染物浓度连续两年低于现行《生活垃圾填埋场污染控制标准》中水污染物排放限值时为止。检测频率每月应不少于一次。检测项目和方法应按照现行国家标准《生活垃圾卫生填埋场环境监测技术要求》的有关规定执行。

垃圾填埋场封场后渗沥液检测执行《生活垃圾卫生填埋场环境监测技术要求》和《生活垃圾卫生填埋场封场技术规程》及封场文件的有关规定。

6. 地表水的检测

地表水检测的采样点应选在场界排放口。检测项目包括pH、总悬浮物、色度、生化需氧量、化学需氧量、挥发酚、总氢、硝酸盐、亚硝酸盐、大肠杆菌、硫化物等。检测频率应每季度不少于一次；若水处理后出现连续外排不符合《生活垃圾填埋场污染控制标准》的相关规定时，每10日检测一次。检测方法执行《生活垃圾卫生填埋场环境监测技术要求》的有关规定。

填埋场运行中对地表水的自行检测，其检测项目可结合各地区地表水的实际变化或影响情况适当选择。

7. 甲烷气体的检测

生活垃圾卫生填埋场应每天进行一次填埋区、填埋区构筑物、填埋气体排放口的甲烷浓度检测。可采用符合现行国家标准《便携式热催化甲烷检测报警仪》规定的要求或具有相同效果的便携式甲烷测定器进行测定。对甲烷的监督性检测应按照国家现行标准《固定污染源废气 总烃、甲烷和非甲烷总经的测定 气相色谱法》中甲烷的测定方法进行测定。

8. 场界恶臭污染物的检测

场界恶臭污染物检测的采样点应在填埋作业区上风向设一点，下风向至少设三点。采样方法执行现行国家标准《生活垃圾卫生填埋场环境监测技术要求》和《恶臭污染物排放标准》的有关规定。检测项目为臭气浓度、氨气、硫化氢。检测频率应每月一次。

9. 其他影响生活垃圾卫生填埋场环境因素的检测

在生活垃圾卫生填埋场运行过程中，还有一些影响周边环境的因素，需要加以检测，以便进行评估和进行控制。

（1）总悬浮颗粒物。其采样点在作业区上风向布设一点，下风向布设四点，采样方法应按照国家标准《生活垃圾卫生填埋场环境监测技术要求》的有关规定执行，每季度检测一次。

(2) 苍蝇密度的检测。填埋场内检测点总数不应少于 10 点。在作业面、临时覆土、面、封场面设点检测，宜每隔 30~50 米设点，每测面不应少于三点，用诱蝇笼采样检测。笼应离地 1 米，晴天检测，日出放笼，日落收笼：用杀虫剂杀死苍蝇，分类计数。根据气候特征，在苍蝇活跃季节，一般 4—10 月每月测两次，其他时间每月一次。

(3) 垃圾压实密度检测。每两个月检测一次。

(4) 填埋作业覆土厚度检测。应每月检测两次。取样部位和检测时间宜根据填埋作业实际制定，并注意垃圾沉降速率随填埋时间的非均匀性变化。

(5) 填埋作业区暴露面面积大小及其污染危害检测。应每月检测两次。

(6) 填埋场区（库区）边坡稳定性检测。宜每月检测一次。

(7) 垃圾堆体沉降检测。从填埋作业开始到封场期结束，应每六个月检测一次。

(8) 降水、气温、气压、风向、风速等宜进行常年监测。

10. 监测与检测管理注意事项

监测与检测需使用化学品，易发生安全事故。因此，要把安全放在监测与检测管理的首位。填埋场区（库区）各检测点应有可靠的安全措施。易燃易爆品应置于通风处，与其他可燃物和易产生火花的设备隔离放置。剧毒物品管理应按有关规定执行。化验带刺激性气味的项目必须在通风柜内进行。测试、化验完毕，应及时关闭化验室的水、电、气、火源、门窗。灭蝇、灭鼠消杀药物应按危险品规定管理。

（六）生活垃圾卫生填埋场的设施设备管理

设施设备是生活垃圾卫生填埋场管理的物质基础和平台。基础受损或存在缺陷，管理必然大打折扣，因此，必须保持生活垃圾卫生填埋场各种设施和设备的完好。在生活垃圾卫生填埋场的日常运行中，设施设备的折旧、损坏属于正常现象，必须及时加以修复补充。

1. 计量设施的维护管理

为了保证计量的准确与完整，必须对计量设施设备进行良好的维护保养。应及时清除地磅表面、地磅槽内及周边的污水和异物，以保持地磅计量的准确。地磅易被腐蚀，需经常进行维护，应根据使用情况定期对地磅进行保养和校核工作。应定期检查维护计量系统的计算机、仪表、录像、道闸和备用电源等设备，使其处于良好的运行状态。

2. 场区管理

应有专人对场区内的道路、截洪沟、排水渠、截洪坝、垃圾坝、洗车槽等设施进行维护保洁，及时清除淤泥和杂草。对场内边坡保护层、尚未填埋垃圾的区域内的防渗和排水等设施，应安排专人定期进行检查维护。应有专人定期检查维护供电、电器、照明监控设备、通信管线等设施，保证功能完好。应委托专门机构对避雷、防爆等装置进行定期检查维护。各种消防设施、设备应进行定期维护检查，发现失效或缺失应及时进行更换或增补。垃圾填埋场场区内各种交通、警示标志应定期检查、维护或更换。填埋单元阶段性覆盖乃至垃圾填埋场封场后，应对填埋场区（库区）覆盖层及各种设施定期进行检查维护。垃圾填埋场场区内应进行绿化美化，保持整洁，无积水。场内的各种建筑物、构筑物，凡有可能积存雨水处应加盖板或及时疏通排干。夏季暴雨天气应及时排出场内积水，冬季下雪天应及时组织除雪。雨雪天气还应在场区内采取防滑措施，保证车辆在场区内通行安全。

3. 填埋气体收集利用设施的管理

填埋气体收集井、管沟应定期进行维护，清除积水杂物，注意检查管道沉降，防止冷凝水堵塞，保持设施完好、管道畅通。填埋气体燃烧和利用设施、设备应定期进行检查和维护，保持功能完好。

4. 导水系统的维护管理

应定期全面检查维护地表水、地下水、渗沥液导排收集系统，保持设施完好。对场区内管、井、池、沟等难以进入的狭窄场所，应定期进行检查维护。维护人员应配备必要的维护、检测与防护器具。冬季场区内的管道所处环境温度降至0℃以下时，应采取适当的保护措施，防止系统管道堵塞。

5. 监测与检测设施设备的维护管理

取样、检测仪器设备应按规定进行日常维护和定期检查，应有仪器状态标识，出现故障或损坏时，应及时检修。贵重、精密仪器设备应安装电子稳压器，并由专人保管，强制检定仪器应按规定要求检定。仪器的附属设备应妥善保管，并应经常进行检查。对填埋场区（库区）监测井等设施应定期检查维护，监测井清洗频率不宜少于半年一次。消杀机械设备应定期进行维护保养。

6. 作业机械的维护管理

填埋作业机械设备应按要求进行日常或定期检查、维护、保养，停置期间，应对其定期进行清洗和保护性处理，履带、压实齿等易腐蚀部件应进行防腐、防锈管护，如有损坏，应及时更换。填埋作业完毕，应及时清理填埋作业机械上卡滞的垃圾杂物。冬季垃圾填埋场场区环境温度低于 0℃时，应采取必要的防冻措施，以保护作业机械设备。

（七）生活垃圾卫生填埋场的迎接检查和应急处置

对中小城市而言，生活垃圾卫生填埋场作为城市市政基础设施中处理垃圾的设施，基本上是唯一的，兼具环保和民生两个属性，是社会关注的重点部位，也是上级政府和本级政府以及各部门履行职责中经常检查的地方。因此，迎接各级各种检查，是垃圾卫生填埋场的一项经常性工作。各城市在生活垃圾卫生填埋场的管理实践中，充分证明垃圾填埋场管理是城市的焦点问题之一，一些社会矛盾往往在垃圾填埋场的存在和管理上暴露和表现出来。垃圾填埋场性质的特殊性，对地质和水文条件的敏感性，暴露出对自然的依赖性很大，对自然灾害冲击的承载能力比较低，极易发生灾害事故。垃圾卫生填埋场对环境的影响大，管理的技术要求高，稍有不慎，就有可能发生因管理疏漏出现的停运事件。由于上述原因，要求垃圾填埋场必须有应急管理方案。

l. 生活垃圾卫生填埋场的迎接检查管理

对垃圾卫生填埋场而言，做好迎接检查的基础工作是日常的管理。只要日常管理工作高效有序，迎接检查就可以事半功倍。在迎接检查上，要注意做好以下工作。

（1）设施完善，设备齐全。如果是新建的生活垃圾卫生填埋场，各种设施应该是完善的，但在使用过程中，设施存在损毁问题。对损毁的设施，应及时修复。对一些老旧垃圾填埋场，设施存在先天不足，要按照垃圾填埋场的技术规范，补足缺项。老旧垃圾填埋场设施缺项的添补，是项费时费力的工作，既要解决经费问题，又要衔接设计问题，特别是添加设施与已有设施的衔接，往往比较困难。但这是垃圾填埋场能否实现卫生填埋的基本要求，必须认真抓好。

垃圾卫生填埋场使用的设备，是填埋场运行管理的基本条件之一，也是垃圾卫生填埋场级别评定的硬件之一。由于各中小城市经济状况往往不太宽余，加之重建设轻管理的思想普遍存在，填埋场的作业设备配置普遍欠缺，这使得垃圾填埋场的管理水平达不到规范要求，也直接导致了垃圾填埋场的作业日常管理水平不高。

设施完善，设备齐全，有精细的管理制度，平日的作业管理水平高效有序，在各级的检查工作中就一定能取得充分的认可。

（2）组织科学，运行顺畅。生活垃圾卫生填埋场管理的各个环节既相互联系，又相对独立。各个环节衔接组成了整个垃圾卫生填埋场的管理流程，同时又能够单独运行，如填埋作业、污水处理、监测与检测管理、行政管理等。由于管理者的关注点不同，各环节负责人的管理能力和要求不同，导致各管理环节的管理水平不一致，出现高低不一的现象。若在管理上出现"短板"，会直接影响整个垃圾填埋场的管理效能。此外，各管理环节之间的科学衔接也是填埋场管理效能的重要标志。既要组织好各环节的独立运行，同时要把各环节科学的衔接好，使整个垃圾填埋场的管理运行顺畅，井井有条。无论何时何人检查，都能够应对自如

（3）观瞻整洁，资料齐全。在各级进行的各种检查中，检查人员通常重点关注两个方面：一是整个场区的观瞻效果，二是资料是否齐全。

生活垃圾卫生填埋场的各种标识应准确清晰，给外来者一个初始良好印象。填埋作业区的覆盖要标准、到位，作业面要控制到规范的要求，减少臭气和垃圾暴露时间。要认真组织春、夏、秋季的灭蚊蝇、灭鼠的消杀工作，将垃圾卫生填埋场的蚊、蝇、鼠的数量控制在标准之内。绿化区位要修剪养护，除草灭虫。各种设施设备要擦拭干净，运行良好。场区道路及两边、场区四周无散落垃圾。对损毁的设施设备要及时修复，保持良好状态。

对生活垃圾卫生填埋场建设、运行管理过程中形成的资料要整理归档。垃圾卫生填埋场建设过程中会形成一套完整的建设资料，如可行性研究报告及批复，项目建议书及批复，立项报告及批复，环境评价报告及批复，土地使用的相关手续，建设的相关手续，工程验收的相关手续等，运行过程中的各种记录、数据、报告等，填埋场管理的规章制度，操作手册等。这些材料要分门别类，装订整齐，存放有序，随时能够调阅。

（4）调度有序，讲解专业。生活垃圾卫生填埋场行驶的各种车辆要保持良好的秩序，作业现场忙而不乱。各作业环节工作人员在岗在位，着装整洁。负责介绍情况的人员要很专业，对各作业环节的工作流程、要求、各种工作数据能够熟练掌握，对答如流。遇到检查人员提出的不专业的问题能用专业的术语予以解答。对检查人员不熟悉的环节能主动给予专业介绍。通过专业的讲解，让检查人员对垃圾卫生填埋场的管理有一个深刻的印象，从各个方面反映出垃圾填埋场的管理水平，增加检查人员对垃圾填埋场的全面了解。

2. 生活垃圾卫生填埋场的应急管理

因为自然灾害、事故灾难、公共卫生事件、社会安全事件、社会热点事件以及管理事故等原因，会造成生活垃圾卫生填埋场无法运行，产生突发事件，导致城市的生活垃圾不能及时有效处理，严重影响城市的正常运转和居民日常生活。因此，必须有生活垃圾处理的应急预案，对垃圾卫生填埋场发生的突发事件予以妥善处置

（1）城市环卫行政和业务主管部门，应根据城市的社会政治经济情况和自然条件，对生活垃圾处理与管理系统可能遭遇的突发事件进行预判，预测不同突发事件的性质规模及可能的影响，制订多套应急预案及处置措施。垃圾填埋场应根据应急预案做好认真的准备，必要时进行相应的预演，提高落实应急预案的能力

（2）垃圾填埋场应根据应急预案，向社会公布相关突发事件报案联系方式，公告社会相关突发事件报告处置的程序、方法及有关常识。应定期组织管理和作业人员进行安全教育和应急演练，并进行检查考核。

（3）发生社会突发事件时，要根据事件的性质做出准确的判断，按预案的要求向有关部门和领导及时报告，协调相关部门及时处理，在尽可能短的时间内平息事件，保证垃圾填埋场的正常运行。

（4）垃圾填埋场内应划出一定面积的区域，作为相关事件发生时产生的特种垃圾的临时接纳堆放区。

（5）垃圾填埋场自身出现事故或故障而导致填埋场无法接收处理垃圾时，应及时向上级报告，经批准后可以暂时关闭填埋场，在进场附近地点设置应急生活垃圾存放区。

（6）发生突发事件时，垃圾填埋场应立即启动应急预案，积极进行抢救抢修，防止事态扩大，最大限度减少人员伤亡、财产损失与环境污染，及时向上级主管部门汇报并向相关部门通报突发事件性质、规模及处置情况。场内突发事件处置完毕，垃圾填埋场应立即组织事故调查和受损情况评估，重新核定产能，积极恢复生产。

（7）垃圾填埋场应通过各种形式与有关机构或单位建立突发事件协同处置机制。

（八）生活垃圾卫生填埋场运营环境的培育与营造

生活垃圾卫生填埋场是处理城市产生的生活垃圾的设施，不可避免地会对周边环境产生负面影响，对周边居民的生产生活产生干扰，极易产生"邻避效应"，导致与周边单位、居民关系紧张，影响垃圾填埋场的正常运行。因此，通过各种形式宣传垃圾处理的社会意义，通过认真的管理将垃圾填埋场对周边环境的影响减至最低，树立垃圾填埋场的正面形象，是垃圾填埋场不可忽视的一项工作。

从选址开始，就要注意垃圾填埋场运营环境的营造。垃圾填埋场应选在远离敏感区域和敏感点的地方，有良好的地质和水文条件。要经过专家的充分论证，通过正当的程序公示于社会。严格按照垃圾填埋场建设规范确立的标准建设，为垃圾填埋场的日后运行打下良好的基础

垃圾填埋场运行过程中，要严格按照填埋作业的规范要求进行管理，做好日覆盖、中间覆盖的工作，控制好作业面，进而控制好填埋作业区的臭气外泄。要做好垃圾填埋场的绿化隔离工作，绿化隔离区要进行认真的修剪养护，保证隔离效果。对飘散到场区外侧的轻质垃圾，要及时组织人员检拾，保持场区周边的洁净，对涉及垃圾填埋场用地周边的村庄，要根据国家的相关政策给予合理的补偿。要及时解决垃圾填埋场运行过程中出现的扰民问题。对垃圾填埋场周边的敏感事件，一定要给予高度的关注，及时发现群体性事件苗头，将问题解决在萌芽状态。

要对社会和周边村庄、单位进行垃圾填埋场运行管理的科普宣传，让社会和周边村庄、单位了解垃圾填埋的作业规程，了解垃圾填埋场的环境保护措施，认识垃圾填埋场对城市社会发展进步的积极意义，对垃圾填埋场的运行管理予以支持。

可以与机关、社会团体、学校联手进行垃圾处理的知识普及和教育，在全社会播撒环

境保护和城市生活垃圾无害化处理的种子；也可举办垃圾处理的社会开放日活动，向全社会展示城市垃圾卫生填埋的作业过程，在全社会营造关注城市生活垃圾处理的良好氛围。

要及时与周边敏感区域的单位做好沟通工作，听取他们对垃圾填埋场工作的意见，不断改进垃圾填埋场的工作，使垃圾填埋场的管理工作细致透明，接受社会的监督。

对干扰垃圾填埋场正常工作的人和事，多做沟通解释工作，争取他们的理解和支持。对故意刁难垃圾填埋场的正常管理，甚至出于讹诈的目的编动不明真相的群众围堵垃圾填埋场的行为，要及时上报，积极与有关部门配合，严肃予以处理，以遏制歪风邪气。

要通过积极主动的工作，取得社会的广泛理解和支持，为垃圾填埋场的运行管理培育营造良好的社会环境。

第二节　农村生活垃圾治理

一、农村生活垃圾治理的重要性

（一）实现生态环境城乡一体化的推动力

近年来，我国城市的生态环境有了较大的进步，城市垃圾分类处理也有了较为成熟的技术和治理经验。但是，由于城乡二元体制的存在，城乡在政治、经济、社会、文化和生态方面与城市依然存在一定的差距。农村的生态环境依然遭到了严重的污染，生态环境在城乡出现了明显的二元特征。形成这种局面的主要原因包括城乡环境政策的不统一，环境权益的不对等，以及环境保护投入的不均衡，而更深层次的原因则是我国长期存在的城乡二元结构。因此，将农村和城市的生态环境作为一个整体性工程进行治理，能够在一定程度上实现生态环境在城乡之间的融合发展，缩小城乡生态环境的发展差距。在我国浙江等东部较为发达的农村地区，由于城市化的不断推进，农村生活垃圾治理的城乡一体化模式成为政府的必然选择。我国在2020年的《固体废物污染环境防治法》中规定了城乡结合部、人口密集的农村地区和其他有条件的地方，应当建立城乡一体的生活垃圾管理系统。城乡一体化的生活垃圾治理模式是指通过城乡公共服务统筹和均等化，利用城乡共同的垃圾处理基础设施和技术对农村的生活垃圾进行同城市相同的处理方式，实现农村和城市共享的生活垃圾治理模式，解决农村长期的生态环境落后和垃圾围村的现象。国家在自上而下推动农村垃圾城乡体化治理和借助"户集、村收、镇运、县处理"的处理模式，把城市环卫系统延伸至农村生产生活空间的同时，也实现了对村庄事务的双重介入。农村生活垃圾治理的实施城乡一体化方式充分利用城市生活垃圾治理的现有资源，将农村生活垃圾治理纳入到城市垃圾治理的范围，更快更全面地进行农村生活垃圾治理。农村垃圾城乡体化解决的不仅仅是农村的生态问题，实现生态环境一体化，同时还能促进农村的产业发展，在社会发展的各个方面实现城乡的对接，促进城乡发展的一体化。

（二）满足农民对乡村美好生活的需求

党的十九大报告指出，新时代我国社会主要矛盾是人民日益增长的美好生活需要，和不平衡不充分的发展之间的矛盾，要坚持以人为本的发展理念，实现人的全面发展和社会的全面进步。马斯洛需要层次理论指出人的需求是由五个等级组成，这五种需求是与生俱来的，当低级需求满足之后才能更好地进行高级需求。随着农村社会经济的不断发展，农民的生活水平也有了较高地提升，农民在满足了自身的生理需求后就会要求其他高级的需求，在农村受教育程度不断提高的背景下，农村居民对生态环境，的责任意识也有了一定的提高，因此，对自身的生态居住环境也有了更高级的要求。实施乡村振兴战略不仅要在政治、经济、文化和社会方面实现繁荣发展，同时也要求构建生活有序、环境优美的新农村。村容整洁就是要求实现农村生态宜居，改善农村生态环境，提高农民生活质量，是实现社会主义和谐社会的题中应有之义。而现阶段，在我国大部分农村地区垃圾围村的现象比比皆是，严重阻碍了农村社会、经济和生态的发展。政府和村委会在积极地倡导和实现农村生活垃圾的全面治理，但由于各层次的因素始终未能实现。生态宜居的生活环境是每个人都需要的优质生活环境，农村生活垃圾治理主体对乡村美好生活的需求不仅仅是生活质量的需求，同时也是对生态质量的需求。农村生活垃圾治理是实现乡村生态振兴的惠民利民的重要举措，也是坚持以人民为中心、促进农民富裕富足、乡村宜居宜业和加快农业农村现代化的重要举措，凝聚了全体农民的心，满足了农民对美好生活的需求。

（三）落实共享发展的内在要求

随着经济的不断发展，共享发展理念已成为我国社会发展过程中的新发展理念。当代中国的共享发展，是全面共享、全民共享、渐进共享和共生共享的相互贯通发展形态。全面共享就是指社会发展各个行业的成果实现共享，全民共享就是要坚持以人民为中心，把改革的成果由人民共享。在进行农村社会治理的过程中，就是要实现农村居民同城市居民共享社会发展的伟大成果，实现共同富裕。渐进共享是循序渐进、由少至多的共享过程，最终实现共生共享。党的十九届五中全会指出，要坚持以人民为中心，完善共建共治共享的社会治理制度，促进人的全面发展和社会全面进步。乡村振兴，生态振兴是依托。农村作为实施乡村振兴战略的阵地，要立足于农民这个主体地位。农民作为社会主义现代化建设的主力军，应共享社会发展所带来的生态成果。农村生活垃圾治理作为实施乡村振兴战略的重要组成部分，需要共享生态建设。良好的生态环境在农民生活和农业农村发展过程中起着至关重要的作用。落实共享生态建设对实现乡村振兴战略具有重要的意义。农村生活垃圾治理是对农村生态环境的治理，是创造农民生态宜居乡村的关键，不仅能够为农民提供山清水秀的生态环境，还能在治理的过程中带动农村产业的发展，推动农村供给侧结构性的改革，发展农村绿色产业，实现农民的共同富裕。共享生态建设的理念能够最大限度地激发农民主体的积极性和主动性，提高农民在农村生活垃圾治理过程中的责任担当意识，能够在共，享社会发展成果的过程中切实地感受到社会发展给农村给农民带来的发展变化。农村，生活垃圾能够在治理的过程中共享社会发展的所带来的技术、资金和政策等方面的支持，能够将更多的资源吸纳到农村生活垃圾治理的过程中去，让农民实实在在地感受到在共享发展理念下所带来的农村社会的稳步发展。因此，农村生活垃圾治理是共享生态建设的必要手段，是落实共享发展的内在要求。

二、农村生活垃圾治理的路径

习近平总书记指出中国要强，农业必须强；中国要美，农村必须美；中国要富，农民必须富。农村作为生态文明建设的主战场，既需要通过健全多元主体参与，又要建立健全制度机制，从宏观上把握农村生活垃圾治理的路线和方向，提高农村生活垃圾分类处理的技术，加大农村生活垃圾治理的力度，因地制宜地开展农村生活垃圾治理，建设美丽乡村为农民造福。

（一）宣传教育：加强习近平生态文明思想教育

习近平生态文明思想是进行农村生活垃圾治理的核心指导思想，要坚持用习近平，生态文明思想来引领农村生活垃圾治理，深入学习和贯彻习近平生态文明思想的价值理念，充分发挥传统媒体的优势作用，创新新媒体互动平台，大力宣传农村生活垃圾治理的价值意义，利用宣传教育的方式提高群众对农村生态环境保护的意识，营造出垃圾治理全民参与的良好氛围。

1. 开展生态文明知识技能的宣传

农村生活垃圾治理是对乡村生态环境的治理，是实现生态振兴的重要支撑。进行农村生活垃圾治理要坚持以习近平生态文明思想为核心，传播生态文明的价值理念，用生态振兴推动乡村振兴。首先，开展生态文明思想理念的宣传。在思想教育方面要以习近平生态文明思想为核心组织农村居民定期参加理论学习，扩展理论学习的形式，广泛动员各大新媒体开展农村生活垃圾治理的教育。通过打造农村书屋，定期组，织农民学习，营造出保护环境人人有责的良好氛围，让农民在不断地学习中去感受和获得，提高农民对生活垃圾治理的责任意识和使命意识。将习近平生态文明思想与百姓关心的生态环境问题有机结合，找准情感共鸣点，提高话语感染力，增强思想说服力＾＾，用生态文明思想去武装农民的头脑，营造良好的学习生态文明思想的氛围。鼓励和引导从农村生活垃圾治理示范地抽调经验丰富的领导或者专家到各地进行宣讲，宣传农村生活垃圾治理的价值意义和在治理过程中的难点，让治理主体从思想理论上深切地感受到农村生态环境治理的重要性和良好的生态环境所带来的价值。其次，开展生态文明知识技能的宣传。迎合农民的需求组织农村生活垃圾分类培训，把集中培训和现场实训结合起来，深入实践地提高农民生活垃圾分类知识的水平。探索农村生活垃圾治理和大众流行文化相契合的宣传内容，推出体现农村人居环境整治相关的文化知识，让治理主体在潜移默化中提高对农村生态环境治理的意识和对绿色发展理念的认同感，充分发挥习近平生态文明思想在农村生活垃圾治理过程中作用。

2.发挥传统媒体在生活垃圾治理中的优势特征

传统的大众传媒主要是广播、报刊和书籍等，在新媒体的冲击下，传统媒介应积极创新传播方式发挥其自身的优势作用。首先，充分发挥传统大众传媒原创性和专业性的作用。传统媒介通过采访和调研能够更全面更深刻地进行新闻报道，在农村生活垃圾治理的过程中要充分利用好传统媒体这一优势，组织媒体下基层，深入实地进行调研，对现阶段的农村生活垃圾治理的现状进行实时报道，挖掘先进治理示范村，对农村生活垃圾治理的先进示范进行正面传播，对热点问题进行及时有效地回应；策划农村生活垃圾治理的主题新闻采访，对农村生活垃圾治理先进示范进行报道，以纪录片或者宣传片等方式利用主流媒体进行广泛地传播。同时，要主动曝光阻碍农村生活垃圾治理进程或治理成效不合格的负面新闻，及时通报负面案例典型。对地方政府和基层组织的不作为、慢作为、乱作为进行新闻报道，并及时地监督整改过程和整改效果。曝光农村生活垃圾治理的一些负面典型能够起到一定的警示和监督作用，利用新闻传播的方式进行舆论监督，让农村生活垃圾治理的过程和结果暴露在阳光之下。通过对正面新闻的宣传和负面新闻的曝光，能够更有效的实时学习和监督垃圾治理的进程，也是回应公众关切的重要方式。主动回应社会对农村生活垃圾治理的问题是听取民意和反映民意的重要途径，通过及时地解答治理主体对农村生活垃圾治理过程中的问题能够实时掌握农村生活垃圾治理的动态。其次，要拓展线下农村生活垃圾治理的宣传媒介。通过打造优秀的公益宣传片，利用好户外宣传方式，在公共交通工具等进行绿色宣传和在户外围墙进行生态文化宣传，通过故事和漫画等方式生动形象地做好农村生活垃圾治理的宣传。同时，鼓励基层政府分法农村生活垃圾治理的宣传册进行宣传，并进行农村生活垃圾分类处理的讲解，使宣传册的分发行之有效。

3.拓展新媒体进行生活垃圾治理的宣传载体

新媒体在农村生活垃圾治理过程中有着广泛宣传作用，能够及时地掌握农村生活垃圾治理的动态，提高信息的传播力和影响力，也能够让治理主体充分理解和接受生态宜居的环境对自身的益处，吸引治理主体积极地参与到农村生活垃圾治理过程中来。首先，创新农村生活垃圾治理线上宣传平台，采用多元化的线上平台进行农村生,活垃圾治理的广泛传播。大数据背景下，信息的传播速度和传播范围飞速发展，要充分利用好线上的各大新媒体，以农村生活垃圾治理为宣传主体，运用微信、微博、视频网站和手机客户端等信息传播平台，以文字、图片和视频等方式积极进行农村生活垃圾治理的宣传。同时要及时进行舆论控制，把控舆论关切热点。其次，要改进政务新媒体的宣传方式。传统的政府宣传方式多以报纸和公文等形式，随着农村信息化建设的发展，政府政务应实施多样化的推广方式。鼓励各地基层政府要集中精力做好关于农村生活垃圾治理的新媒体账号，不断推送农村生活垃圾治理的信息，通过更喜闻乐见的视频或者漫画等形式进行广泛地宣传。通过微信公众号等方式贴近人民群众，及时推送农村生活垃圾治理的有关信息，在全社会营造垃圾治理人人参与的氛围。政府应增强发布信息内容的可读性、公众阅读量、网络传播速度和社会影响力，实现上下联动，重大信息传播同频共振，根据公众需求和行为进行内容定制和精准推送。

（二）多元共治：健全多元主体参与农村生活垃圾治理

传统的农村生活垃圾治理模式是以政府为单一主导者，并不能使得社会各界的力量参与进来。而农民、政府和企业同时作为农村生活垃圾治理的主体，能够统筹协调各自的优势特征进行综合整体治理。因此，多元共治就成为农村生活垃圾治理的必要措施，

l. 提高农民参与农村垃圾治理的主动性

人无德不立，国无德不兴，一个没有道德责任感的民族是无法延续的，一个没有道德责任感的社会也是无法发展的。良好的生态环境需要全民的参与，因而要发挥农民在农村生活垃圾治理中的主力军作用，增强农民的生态文明素质教育，培养农民的生态意识，让农民在良好的生态环境中获得真正的安全感和幸福感。首先，要开展农民对农村生活垃圾治理的行为调查，通过调查问卷等方式掌握现阶段农民生态环境保护和垃圾分类意识和行为的基本情况，针对生态素质不同的地区进行有针对性地引导，提高农民对生态环境的保护意识和对农村生活垃圾治理的价值认同。其次，引导农民践行绿色的生产生活方式。让农民更深入地了解绿色生活的主要内容，了解农村,生活垃圾分类处理资源化和减量化的意义。倡导农民进行绿色的消费方式，通过大数据和互联网技术完善农村绿色生活激励机制，使得绿色生活方式内化为农民的第一选择。最后，在行动方面要组织农村生活垃圾治理志愿服务活动，广泛动员农民志愿参加农村生活垃圾治理的过程中来，通过对志愿者的培训指导农民进行正确的农村生活垃圾分类，提高对农民的资源循环利用和绿色消费的知识性输入。要加强志愿者团队建设，在项目开展和资金方面进行有针对性的政策支持，鼓励更多的农民参加到农村,生活垃圾治理的志愿者服务中来，使其主体地位得到充分发挥，农民只有主动地参与到治理的过程中，才能够激发农民对生态环境的保护意识。同

时，创建更多的规范性、科学性和可行性的志愿者项目服务于农村生活垃圾治理，充分发挥农民参与治理的主动性。

2. 发挥政府对农村生活垃圾治理的引导作用

党的十八大以来，随着农村经济的不断发展，农民的物质生活水平有了质的飞跃。然而，物质生活的变迁并没有改变农民对农村生态环境的态度。培养农民的公共环境保护的意识是一个长期的过程，需要政府发挥其职能加以教育和引导，提高农民对农村公共生态环境的保护意识，自觉认识到垃圾污染对农村生态环境造成的危害。首先，政府应转变以往在农村生活垃圾治理中大包大揽的形象，要作为一个引导者和掌舵者，让农民和社会其他组织主动地参与到治理过程中来。通过减少过多的管制，充分发挥多元化治理主体的主动性和积极性，灵活利用市场的作用，进行市场的调节和管理，实现生态利益和经济利益的相统一。其次，政府应放开权力引进更多的非政府力量参与到农村生活垃圾治理中，引导多元化主体的自治，在放开权力的同时更需要严格的监督，尊重各方的参与权和监督权，最终实现全员参与的农村生活垃圾治理，让农民成为这场生活垃圾治理运动中的重要成员。最后，政府要积极地健全制度机制等上层建筑，发挥政府在宏观调控等方面的引导作用，让多元主体积极地参与到自治过，程中来，利用民主性和灵活性的行政能力推动农村生活垃圾治理体系的建成。政府也要带头实行全面的生活垃圾分类，倡导绿色办公，绿色出行方式，实施形式多样化、内容可读性和具有社会影响力的生活垃圾治理的宣传。通过组织各种农村生活垃圾分类相关比赛和网络主题宣传，积极引导农民践行绿色的生产方式和生活方式。因此，政府要充分发挥其自身的引导作用，切实增强责任感和紧迫感，扎实做好农村生活垃圾治理工作。

3. 加强环卫企业对农村生活垃圾治理的责任

随着农村生活垃圾全面治理的步伐在不断地推进，为着力解决农村生活垃圾突出问题，在我国东南沿海等有条件的农村已经实现城乡环卫一体化建设，并迅速推广和应用到其他的农村地区。环卫企业在农村生活垃圾治理中承担着重要的治理作用，生活垃圾的资源化和无害化治理需要环卫企业的技术支持和管理。城乡一体化的环卫企业在垃圾中转站的建设、维护和管理方面需要一定的财政支持，同时还需要支付乡镇的保洁员的工资。在进行农村生活垃圾治理的过程中，环卫企业更多的是从经济利益出发，在治理初期逐渐出现了流于形式的管理模式，环卫工人的不负责任，垃圾成堆的现象依然存在。因此，首先要加强环卫企业对保洁员的监督和管理，提高保洁员对，垃圾收集和管理的责任心。企业在进行人员和设施配备的同时，要给管辖的村庄按照标准的配备原则分配保洁人员，农村环卫人员的选择要按照各自村庄的自愿来进行安排，提高企业对于保洁员管理和分配的灵活性。其次，要对环卫企业进行人员档案管理，也要对乡镇环卫部门进行人员档案的创建，将农村生活垃圾治理的相关工作人员如保洁员、运输员等上报市级环卫体系，充分发挥农村生活垃圾治理过程中基层党组织和村干部的作用，增强农村环卫企业对农村生活垃圾治理的责任意识。最后，企业也要进行生态价值理念和生态文化传播，在企业内进行生态环保教育，提高企业员工的生态环境保护意识和社会责任感，积极地参与到农村环卫事业中。同时，企业向农村地区开展生态环境保护的公益性活动，向农民提供生活垃圾分类的宣传教育服务，提高企业的社会责任感。

（三）明规立矩：完善农村生活垃圾治理体制机制

不以规矩，不能成方圆。体制机制性供给是农村生活垃圾治理的导向，加强村规民约的建设是以农民自治精神为原则，利用新乡贤在农村生活中的模范带头作用，创造一种新的内生动力，在农村形成垃圾治理的共识性规则。通过构建内部奖惩评估长效机制和资金保障机制，使农村生活垃圾治理实现持续性和有效性的监督，提高垃圾治理的效能。

1. 加强农村生活垃圾治理村规民约建设

村规民约作为农民集体自发组织的约束自身行为的规章制度，能够充分展现出村集体的民主性。它并非脱离于法律制度之外，而是存在于社会环境之中，是农村居民经过长期的互动而形成的一套价值观念和行为习惯。而这种价值观念和行为习惯在定程度上能够更好地塑造农村居民的个体行为实践，对其有更好的约束和监督作用。每个村庄在经济社会发展和风土人情方面存在一定的差异，在制定农村生活垃圾治理的村规民约要以各地的风俗文化和社会道德为基础。美国学者约瑟夫·奈提出"硬权力"和"软权力"概念，其中"硬权力"是借助强制力改变他人行为的控制；"软权力"是通过文化和价值影响，以控制他人行为的能力。农村生活垃圾的治理既需要法律法规的约束，更多的是通过传统农村熟人社会的特点和文化价值的影响建立村规民约来约束农民的行为，将软硬权力结合起来进行治理。

在熟人社会中，农民往往更注重自身的"面子"问题，在面对生活垃圾治理的问题时更能够规范自身和其他人的卫生行为，维护本村的垃圾治理秩序。首先，根据不同地区的社会文化背景进行有针对性的村规民约的制定和执行。村规民约不同于国家法律制度的强制性，作为村民进行自我约束、自我监督，维护本村生态环境治理的规则，它更多的是依靠道德层面的约束力。村民委员会应充分发挥各地农民的生活垃圾治理的积极性，让农民自觉地参与到规则的制定当中去，发挥农民的主体性作用，同时在执行的过程中更能够得到广大农民的认同感。其次，村民委员会应严格按照组织程序，召集村民以会议的形式进行村规民约的制定，并严格要求参与议会的人数，实施严格的议会管理制度。同时，村委会应充分发挥熟人社会中新乡贤的模范带头作用，树立良好的榜样，让农民自觉地参与到农村生活垃圾的治理。最后，乡镇政府则应尽到高度审核义务并接受村民监督举报，特别应对相关罚则进行合法性审查，避免处罚条款模糊不清、难以执行，有条件的地方，还可由政府或村集体聘请法律顾问，对拟出台的村规民约进行把关，避免其在法律方面出现"先天缺陷"。建立村规民约能够将国家层面的法律制度建设通过更通俗易懂的方式让农民接受，提高农村生活垃圾治理的灵活性和可行性。农民通过村规民约建设既能够更好理解的农村生活垃圾治理的迫切性，又能够通过这种熟人社会的特点进行相互监督和制约。因此，村规民约的建设不仅提高了农村生活垃圾治理的效能，又能够增强农民对生态环境保护的意，

2. 创建农村生活垃圾治理奖惩评估和长效监督机制

建立健全农村生活垃圾治奖惩机制和长效评估监督机制是实现农村生活垃圾治理的持续发展的重要手段。习近平总书记在主持乡村振兴战略第八次集体学习时强调，建立健全城乡基本公共服务均等化的体制机制，推动公共服务向农村延伸、社会事业向农村覆盖①。首先，逐步完善评估监督机制和有效的奖惩机制，对农村生活治理的多方主体的行为、治理的成效和现有的问题进行全面的监督，提升农村生活垃圾治理水平，并针对不同主体存在的问题进行原因剖析制定相关的措施，推动美丽宜居，乡村的建设。现阶段，垃圾分类作为农村生活垃圾治理的重要手段，要实现农村生活垃圾分类处理，从过去混合收集，集中焚烧或者填埋的处理方式过渡到源头分类收集，和分类处理的方式，就需要建立健全农村生活垃圾治理激励机制，定期开展实践效果评估，提高农民对农村生活垃圾治理的自主意识，实现多元主体的共同协作治理，制定系统的垃圾分类激励措施的实施标准，通过经济手段、行政手段、道德奖励和司法手段等形成综合的机制，使得农村生活垃圾治理具有一定的说服性和强制性，形成全社会参与的农村生活垃圾治理。同时，农村生活垃圾治理的激励措施要根据当地的实际经济发展水平，针对不同的社会文化环境和经济发展开展不同的奖惩措施。通过建立生活垃圾兑换机制对可回收垃圾进行回收，激发农民对垃圾分类的积极性促进生活垃圾治理的效率。其次，建立健全农村生活垃圾奖惩机制既需要进行法律的强制性手段，同时更需要的是乡村内部的激励机制和非正式的惩罚手段，主要是通过荣誉授予、道德教育等手段，从意识和行为方面来深化农民垃圾分类行为。最后，建立健全奖惩评估和监督机制需要长期的实践进行检验，建立的是一种随着实践的探索而进行不断调整的长效管理机制，它是随着时间和条件的改变而不断地丰富和发展，从而更好地服务于农村生活垃圾治理。建立健全长效的奖惩监督机制只是农村垃圾分类更好实施的手段而非目的，其核心就是为了农民打造生态宜居的乡村生产生活环境。

3. 优化农村生活垃圾治理资金保障机制

完善的资金保障机制是农村生活垃圾治理的有效推动力。首先，要加大政府财政投入，发挥财政投资"鲶鱼效应"效用。政府是社会发展的助推器，政府财政加大投入的项

目将致使社会关注热点领域的转移0，有利于拓宽农村生活垃圾治理的资金来源渠道，有效缓解政府对农村生活垃圾治理的财政负担，还要倡导社会资本、集体募捐等方式共同参与到农村生活垃圾治理中，通过设置垃圾管护资金、村集体经济资金、村级转运资金和可回收垃圾处理资金等增加多元资金筹集渠道。政府大力支持引入市场机制，通过市场化机制来进行资金的调节分配。强化政府财政资金的引导作用，采取直接投资、投资补助、资本金注入、运营补贴、购买服务等方式支持农村生活垃圾治理，切实提高资金使用效益和引导作用。

其次，在经济发展水平较高的农村地区，要完善农村生活垃圾付费管理制度，合理化收费和细化环保服务的标准，通过各种宣传手段等提高居民对农村生活垃圾治理的付费意愿。农民既是农村生活垃圾的生产者也是农村生活垃圾治理的利益既得者，良好的生态环境不仅能够给农民带来宜居的生活环境还能带动农业的发展，农民对农村生活垃圾付费的过程更容易引起农民对垃圾治理重要性的认识，促使农民应积极地参与到生活垃圾治理的过程中，也能够更好地约束自身的行为。通过制定规范的环保服务购买指导目录，并完善政府资金管理办法，充分发挥基层党组织的领导作用，推进村委会规范化建设。

最后，要设置农村生活垃圾专项基金使用公开机制。打造村务"阳光工程"，对农村生活垃圾治理相关环节的使用经费和日常开销要做到有据可依，完善财务信息公开制度。健全资金保障机制既需要内部的监督机制，更需要的外部的监督机制，要明确专项资金的使用明细，严格规范使用的程序。同时，资金的使用需要群众进行监督，把农村生活垃圾治理的专项基金使用明细向社会公开，提高专项资金的使用效率。

（四）技术创新：提高农村生活垃圾处理技术

创新是引领发展的第一动力，农村生活垃圾在前端分类，中端转运和末端处理都需要技术的支持，技术的创新在农村生活垃圾治理过程中具有十分重要性的地位。通过技术的不断创新，既能够有效提高农村生活垃圾分类的效率又能够使得垃圾处理更加资源化，减少二次污染，提高资源的利用率。

1.稳步开展农村生活垃圾分类处理信息化建设

随着大数据和人工智能的快速发展，我国进入到一个信息化时代，信息化已成为各领域各行业竞争的关键要素。在我国一些条件较好的农村地区已经采用了信息化的收运技术助力农村生活垃圾治理。信息化收运技术是指利用互联网＋技术，对生活垃圾治理的全过程进行智能化的建设，利用射频识别技术、全球定位系统技术、地理信息系统技术以及图像传输技术等对生活垃圾的分类、投放、收集、运输和处理进行全方位的人工智能处理，实时全天候的监督和管理，能够及时地掌握在垃圾治理过程中的问题并进行监督、控制和统计并提出相应解决措施。虽然，我国农村生活垃圾治理与城市生活垃圾治理存在一定的差距，但是要有计划、有步骤地开展农村生活垃圾分类处理的信息化建设，提高农村生活垃圾治理的效能，首先，政府要建立健全农村生活垃圾治理的网络宣传平台。随着互联网技术的不断发展，我国农村地区互联网覆盖率提高，农村地区的网民人数也在快速地增加。政府通过短信、web 和互联网站让农村及时地了解农村生活垃圾治理的迫切性和重要性，提高农民对生态环境保护的自觉意识，营造良好的生态环境保护氛围。通过电话、短信和公众号等信息平台，构建居民问题投诉系统，及时地反映农民的需求。其次，要因地制宜地开展智能垃圾箱识别系统。垃圾分类知晓率等农户直接参与行为对农村生活垃圾分类处理效率具有显著的正面影响，农户直接和间接参与行为通过影响农村生活垃圾分类处理投入和产出，从而影响了农村生活垃圾分类处理效率。农民只有了解如何分类才能进行正确的分类，传统的垃圾投放只能依靠居民自身对垃圾分类知识的了解进行选择投放，但如果宣传不到位或者投放者自身没有对垃圾的分类属性正确的掌握，就容易导致垃圾投放正确率大大的降低，同时也会增加垃圾回收二次分类的工作量。而智能垃圾箱的识别系统能够更为快速、智能的识别垃圾的属性，提高生活垃圾的正确投放。因此，要运用先进的科技成果和信息化建设推动垃圾在源头上更为有效地分类，促进垃圾分类更为智能化、便捷化，进而提高垃圾的智能回收和资源化利用。

最后，要健全农村生活垃圾运输和处理视频监管系统。在垃圾运输、中转和处理环节安装视频监管系统，通过互联网连接智能手机进行远程监控，通过视频监控查看车辆运输信息、车辆地位、中转站运行状态以及设备运作情况，确保每一项流程都能够在安全的状态下进行。利用数据传输系统和全球定位系统实现垃圾运输和处理更为透明化，提高垃圾分类和处理的工作效率。针对农村生活垃圾治理技术的薄弱环节，发展核心关键技术，统筹行业部门和企业的技术力量，把实验研发和推广运用结合起来，因地制宜地逐步加强农村生活垃圾信息化建设，进而提高农村生活垃圾分类处理的信息化、网络化和智能化。

2. 提高农村生活垃圾资源化无害化处理技术

农村生活垃圾资源化和无害化处理是当前我国在进行生活垃圾治理的第一选择。

从整体上来看，提高农村生活垃圾分类处理资源化无害化技术，就是要提高城乡一体化建设。农村生活垃圾治理与城市生活垃圾治理存在显著的差别，其原因更多的是由于城乡二元体制的长期存在。城乡二元体制是农村生活垃圾治理问题的产生且加剧的重要结构性因素。城市生活垃圾分类处理资源化无害化技术发展成熟，要在有条件的农村地区引进符合当地生活垃圾成分的先进的垃圾分类处理技术，提高技术的适应性，目前，农村生活垃圾分类处理资源化无害化技术大都以低温缺氧燃烧技术和堆肥技术为主，而农村生活垃圾治理的技术关键在于具有综合性、实用性和低成本的特征，因此，要创新多元化的生活垃圾分类处理资源化无害化技术。首先，要创新企业对农村生活垃圾处理的科学技术的研发和推广。农村生活垃圾绿色处理技术对农村生态环境有着重要的作用，在有条件的农村实施生物降解有机垃圾热处理技术、机械生物处理加焚烧的新技术、干燥稳定技术等使得垃圾分类处理技术更加自动化和智能化。实现技术与模式的创新，为农村生态治理提供重要的保障。农村生活垃圾治理是涉及哲学、社会科学、理学等多个学科，通过跨学科的交流和融合能够更全面地提高农村生，活垃圾治理。不同学科交叉创新垃圾资源化无害化技术，能够提高垃圾分类处理的研发能力。其次，政府应加强各种相关技术的整合，提高技术的区域适应性，提升农村生活垃圾治理的效果。同时，引进生活垃圾治理的相关技术性人才，建立健全人才引进保障制度，构建全方位多层次人才共同致力于农村生活垃圾治理的局面。开展乡村振兴科技支撑行动，支持高校为乡村振兴提供智力支持，加强党对人才工作的领导，健全适合乡村特点的人才培养机制，培养一批具有专业技术的人才服务于乡村建设。农村生活垃圾分类处理技术的提高能够减少垃圾对环境的再次污染，提高农村生活环境质量，为实现乡村振兴战略提供重要的支持。

3. 创新农村生活有机垃圾回收再还田技术

我国从农耕文明时期就存在着节约资源、循环利用资源的优良传统。农村人口众多，但自然资源相对匮乏，一直延续着人畜粪便的再利用。古人曰："耕农之事粪壤为急"。人畜粪便及烧火做饭的香灰都是肥田的最佳养料，通过对这种生活废弃物的再利用能够再生产出人们生活所需要的各种生活材料。从古代开始，农民利用自身的智慧发明了炕，既能够抵抗严寒又能创造有机肥料，烧炕能够产生热量，从而就可以更多地减少资源的浪费，最大限度地使用自然资源。使用三四年后，造炕的砖头在热量、发酵和吸收燃烧产物的共同作用下，原本相对贫瘠的底土会变成珍贵的肥料。

这些都是植物生长的必须养料。炕的使用就是将农村里的枯秆垃圾循环再利用，产生的热量不仅可以供居民使用同时也能够将烧完的燃料和砖头继续投入农田当中。相较于城市生活垃圾，农村生活垃圾具有成分相对简单、有机垃圾所占比例大、含水率高、产量及成分易受季节影响等特点^，更适合用作肥料生物资源。但根据研究者部分调查显示，我国大部分省份的农村有机垃圾处置方式大都以直接填埋和焚烧为主，很少部分才会进行还田处置。

因此，首先要建立健全有机垃圾还田基础设施。在一部分有条件的农村地区的建，设堆沤池和有机垃圾生化处理站，建设一批有机废弃物综合处置利用设施，农民通过对有机垃圾的分类将一部分有机垃圾投入堆肥池经过自然发酵再进行还田，对于不能直接投入田中的有机垃圾经过生化处理器进行转换，变成生物肥料再进行还田。其次，要创新有机垃圾还田的多种形式，提高有机垃圾生化处理技术。随着农村经济的发展，更多的农民向非种植业的转移导致农村有机垃圾的产量降低，因此要提高有机垃圾还田的各种形式。通过堆肥、沤肥和沼气等多种方式对有机垃圾进行垃圾资源化处理，对于不能自然发酵再还田的垃圾，要创新垃圾生化处理的技术，提高湿垃圾地生化处理技术。经过生化处理的垃圾所产生的生物肥料进行还田代替了传统的化肥，促进了农村生活垃圾资源化利用。我国农村土地资源广阔，对有机垃圾的容纳量大，农村生产生活中的有机垃圾可以通过就地还田或者通过再处理还田等方式回归自然，既能够节约资源又能够通过再利用创造更多的价值。同时，有机垃圾进行还田不仅降低了农村生活垃圾运输成本，提高了资源的利用率，而且减少了农业生产中化肥农药的使用。因此，创新农村有机垃圾回收再还田技术，有利于提高农村有机垃圾的比例和农业生产的技术，实现经济价值和生态价值的双赢。

（五）因地制宜：探索农村生活垃圾治理方式

目前，我国在经济较为发达的农村地区形成了各具特色的农村生活垃圾治理模式，但我国农村面积广阔，各地经济发展水平各不相同，农村生活垃圾治理的现状和成效也不尽相同。因此，要因地制宜地开展农村生活垃圾治理的进程，根据各地的实际发展水平，既要发挥已有的垃圾治理模式的经验作用又要实事求是的探索各地的生活垃圾治理方式。

1. 发挥东部发达农村生活垃圾治理模范作用

"他山之石，可以攻玉"。现阶段，我国农村生活垃圾处理还是采用个体集中投放、村进行收集，由乡镇运输到县城进行处理的方式，但这种处理方式并不能完全地适用于经济欠发达地区、人口密度较低的乡镇。我国东部经济发达农村地区的农村生活垃圾治理模式以浙江农村生活垃圾治理为代表，农村生活垃圾分类处理在农民意识、基础设施、处理技术和资金投入等方面都有成熟的管理模式。

首先，定期开展农村生活垃圾分类治理经验的交流会和宣讲会，分享农村生活垃圾治理的成功经验。浙江农村生活垃圾治理方面的垃圾分类基础设施、处理系统以及垃圾分类制度方面都有先进的管理模式。应该加大宣传力度，深入学习贯彻习近平生态文明思想，加强学术交流研讨会，开展大宣讲活动，组织实践案例宣传。开展向东部农村生活垃圾治理学习的经验交流会，加强各地的农村生活垃圾治理学习交流，对农村生活垃圾治理方面的难点和出现的现实性问题进行总结和分析，对成功案例进，行分析总结，结合各地农村生活垃圾治理的实际更好地开展为本村服务的农村生活垃圾治理模式。其次，各地政府要积极引进相关治理人才进行农村生活垃圾治理的技术指导，并定期派遣人员外出学习先进的管理模式和治理经验，结合当地的具体实际条件提高当地的农村生活垃圾治理的效率。对东部地区农村生活垃圾治理的法律制度和管理监督模式进行充分地调研，在引进先进的生活垃圾处理设施的同时不断地学习先进的管理模式，如在有条件的地区采用二次四分法等分类方式，建立多元化的资金筹措机制、建立政府部门垃圾治理考核监督机制等，根据各地农村的经济基础和自然地理条件进行有选择性地学习和借鉴。最后，贴合实际，创建农村生活垃圾治理新模式。在经过长期的学习和技术指导，各地在进行充分的调研工作后，逐步形成因地制宜的农村生活垃圾治理模式。我国农村地区经济发展不平衡，城乡发展差距较大，因此在进行农村生活垃圾治理不能一概而论，更不能照搬东部发达农村地区的治理模式，而是应在学习借鉴的基础上进行不断的创新，在持续的治理过程中改变原有的不适合本地生活垃圾治理的措施，与时俱进，建立健全本地的农村生活垃圾治理的新模式，充分发挥东部发达地区农村生活垃圾治理的模范作用，有效地引导各地农村生活垃圾治理

2. 健全西部贫困农村生活垃圾治理基础设施

我国西部地区包括 12 省区，地域辽阔，占全国国土面积的 71.5%，人口数占全国总人口数的 27%。西部地区气候多样，分布差异较大，地势多以山地为主，山脉纵横。自然地理条件在一定程度上决定了西部地区道路建设困难，经济发展较为落后。同时，调查显示，我国西部地区农村生活垃圾主要以厨余、灰土、纸类和塑料为主；农村生活垃圾处理现状主要是以填埋、随意丢弃和就地焚烧为主，沼气和堆肥处理占比，很小。因此，在进行西部农村生活垃圾治理时不能直接地套用中东部地区的农村生活垃圾治理经验，而是要根据西部的自然地理条件和经济基础等因素进行有针对性地治理。

首先，对于垃圾产量较小的地区，如甘肃和新疆等干旱和沙漠地区，人烟稀少，人口居住分散，垃圾产量较低，地势险峻，道路崎岖，农村生活垃圾可以采用就地解决一清洁焚烧和卫生填埋的方式。这种就地解决的方式能够大大地减少运输成本进而降低垃圾处理的费用。因此，要增加西部地区农村生活垃圾治理的基础设施建设，提供能够进行简易处置垃圾的设施建设。其次，我国是以季风气候为主的国家，由于受到季风的影响，西部地区的年降雨量由南向北递减，如西部地区的四川、贵州和广西地区降水量较多，生活垃圾长期暴露在外面容易造成水污染。因此，政府要出资大力支持沼气池的建设，既能够将垃圾及时地进行处置减少环境污染又能够通过微生物发酵作用产生可燃气体，为生活提供燃烧能源。同时，我国西部农村地区厨余垃圾占比较大，政府应该针对当地的人口密集度和经济基础建设能够覆盖到周围乡镇的垃圾填埋场，提高垃圾收集率。易降解的生活垃圾通过就地处置后进行堆肥和还田，为农业生产提供肥料。最后，西部经济条件较好的旅游地区人口密集度较大，自然风景辽阔对生态环境的要求较高，游客和当地居民所产生的垃圾成分也较为复杂，要对这一部分地区进行农村生活垃圾分类处理，在有条件的地区实施垃圾付费管理制度，从而增加生活垃圾处置的基础设施建设，加大风景区的分类垃圾桶的配置，提高保洁人员的福利待遇，可以通过村定点收集、乡镇转运、县市处置的方式及时有效地进行生活垃圾的收运和处理。

3. 强化各地市场作用参与农村生活垃圾治理

积极探索市场化服务是推进农村生活垃圾治理的重要手段。市场化参与的农村生活垃圾治理不是完全的依赖市场在生活垃圾治理中的作用，而是需要政府、企业和农民共同参

与，通过市场和政府的共同合作、农民的积极参与强化市场的作用，针对农村生活垃圾治理的各个环节提高市场化的参与程度。首先，政府购买服务把涉及农村生活垃圾治理的公共事项通过招标给符合条件的私人企业，政府根据合同支付其费用。政府根据地方经济发展水平引进大型的垃圾分类处理企业，对农村生活垃圾进行分类回收和处理。引进回收垃圾的大型企业，对可回收的垃圾进行定期回收，让农民在分类的过程中获得经济利益，调动农民进行垃圾分类的积极性，更好地开展农村垃圾分类工作。通过政府购买服务，提供农村生活垃圾治理的社会性岗位，让农民尽可，能地参与到垃圾分类、回收处理的运营过程中去，提高居民的日常生活收入。同时，在经济水平较高的地区，政府应鼓励农民提高生活垃圾治理的支付意愿，鼓励农民缴纳一定的生活垃圾治理费用，减轻一定的政府财政负担。在经济水平较低的农村地区，政府需要承担一定的生活垃圾治理费用。因此，政府应引导第三方组织积极参与农村生活垃圾治理，通过资金募捐和基础性设施的公益性捐赠，建立健全农村生活垃圾治理的基础设施，如分类垃圾桶、垃圾运输设备等。其次，企业要在农村建立可回收垃圾站，实施可回收垃圾积分兑换模式，将农民通过垃圾分类收集而来的可回收垃圾进行物品或资金置换，既有利于提高农民垃圾分类的积极性，又能够将可回收垃圾再次进行二次利用，提高垃圾资源化无害化的程度。同时，对厨余垃圾和有害垃圾等正确投放的农民也进行一定的积分兑换，鼓励农民做好垃圾分类工作，实现垃圾的全部商业化回收，提高企业对厨余垃圾等有垃圾的还田技术。最后，政府和企业相互协作，对垃圾收集和清运环节通过财政补贴等形式共同治理，提高以奖促治的效率，提高市场化运营的质量。发挥市场在垃圾治理中的作用，引进更专业的管理和垃圾处理方式，实现高质量的农村生活垃圾资源化处理，实现经济效益和生态效益的相统一。

第五章　公共厕所管理

一种观点认为，在街道、广场、住宅小区、绿地、园林、旅游场地等公共场所所建立的独立厕所，抑或着依附于建筑物而供公众使用的厕所，就是公共厕所。(北京市公共厕所管理办法北京市人民政府令第 208 号) 简而言之，公共厕所就是"供公众使用的的厕所"。2016 版 (最新版)《城市公共厕所设计标准》对公共厕所的定义为："在道路两旁或公共场所设置的供公众使用的厕所。胥传阳、顾承华认为，和私人家庭厕所存在不同的是，公厕主要用于人们离开家庭在社会活动中使用的，它是设立于公共场所或附建于公共建筑之内，提供方便和服务的设施。它满足排泄功能，体现人文关情和城市精神。公厕建设和发展解决了技术问题，卫生问题，节水问题，丰富了功能。

我国由于城市化进程的加快，公众在在公共场所活动的时间和机率也呈明显上升趋势，解决民众出行中的"方便"是一个十分重要的问题，是保障和解善民生，的重要问题之一，也是保护环境和实现可持续发展的重要环节之一。

第一节　公共厕所的规划管理

一、公共厕所规划的原则

居住区内部公共活动区、商业街区、文化街区、交通站场、文体设施、市场、展览馆、开放式公园、旅游景点等人流聚集区域的公共场所，必须设置配套公共厕所，其数量和规模应满足流动人群如厕需求。

二、公共厕所规划密度要求

城市公共厕所的规划建设密度和城市建设用地的性质相联系。城市居住用地每平方千米 3~5 座：公共管理与公共服务、商业服务业设施用地每平方千米 4~11 座；交通设施与绿地用地每平方千米 5~6 座；工业用地、仓储用地、公共设施用地每平方千米 1~2 座。各城市可根据自己的情况做出详细的规划。

三、公共厕所规划间距要求

(1) 在城市的商业性路段，公共厕所的规划间距要小于 400 米，保证行人以每小时 5 千米的步行速度在 3 分钟内能找到并进入厕所。

(2) 在城市的生活性路段，公共厕所的规划间距为 400~600 米，保证行人以每小时 5 千米的步行速度在 4 分钟内能找到并进入厕所。

(3) 在城市的交通性路段，公共厕所的规划间距为 600~1200 米，宜设置在人群停，留聚集处。

(4) 城市的开放式公园或公共绿地，大于 200 平方米（含）的应规划建设公共厕所，其数量应符合国家现行标准《公园设计规范》的相关规定。

(5) 城市广场规划公共厕所的服务半径应小于 200 米。每个城市广场至少应规划建，设一座公共厕所，其厕位数应满足广场平时人流量需求；最大人流量时可采取设置临时活动式公共厕所应急。

(6) 在旅游景区等休想场所，规划建设公共厕所的服务半径为 600~800 米。

(7) 在城市建成区域，规划建设公共厕所的间距为 400~500 米。

四、城市公共厕所的类型

城市公共厕所分为公共场所配套公共厕所、社会对外开放公共厕所、环卫公共厕所。由于历史的原因，公共场所配套的公共厕所存在数量不足、标准不高，甚至根本没有配建的问题。对没有配套建设为室外人群服务的公共厕所的公共场所，应开放内部厕所或插建公共厕所；对原有公共厕所规模不能满足室外人群如厕需求的，应改建扩大现有公共厕所或增加公共厕所数量：对已建公共网所设施设备配置不能满足国家现行标准要求的，应进行改建，达到国家标准。

城市新建、改建区域的公共厕所的规划设计应符合国家现行标准《城市公共厕所设，计标准》的有关规定。建筑形式应以固定式为主、活动式为辅：建设形式应以附属式为主、独立式为辅。附属式公共厕所宜设在建筑物底层或外部场地，应有单独的出入口及管理室。

大中型商场、餐饮场所、娱乐场所及其他公共建筑内的厕所，繁华道路及人流量较高地区单位内的厕所，应向路人开放。

五、对城市公共厕所的基本要求

公共厕所均应设置公共厕所标志及相应的指引标志，并应符合国家现行标准《环境卫生图形符号标准》的相关规定，内部应空气流通、光线充足、沟通路平；应有防臭、防蛆、防蝇、防鼠等技术措施。

有污水管网的地区，公共厕所的粪便宜排入污水管网；无污水管网的地区，公共厕所的粪便应排入化粪池，严禁直接排入雨水管、河道或水沟内。

第二节　公共场所配套公共厕所和社会对外开放公共厕所的监督管理

城市公共场所配套建设的公共厕所，产权属于不同的建设单位，因而管理也就归属不同的单位。社会对外开放的公共厕所也是产权和管理归属不同的单位。对这两类城市公共厕所的监督管理是城市环卫管理的一项新的、管理难度较大的工作。

一、制订城市公共场所配套公共厕所和社会对外开放公共厕所管理办法

城市政府应根据国家的法规和规章，结合本城市的实际，制订出城市公共场所配套公共厕所和社会对外开放公共厕所的管理办法。管理办法应对城市新增公共场所配套的公共厕所依据国家新的标准提出建设的要求，由城市规划和环卫行政主管部门抓好落实。对已有公共场所配建的公共厕所达不到国家标准的，提出增建、改建、扩建、升级的具体要求，明确完成期限。对此类公共厕所的管理提出全市统一的管理标准、内容，制订统一的考核奖惩标准和办法，明确监督管理的主管部门，并将有关内容公之于社会，让社会各界和人民群众以及舆论进行监督。

对大中型商场、餐饮场所、娱乐场所及其他公共建筑内的厕所，繁华道路及人流量较高地区单位内的厕所，要提出改、扩建标准和要求，提出管理标准要求，提出向社会开放的具体要求和时限，明确监督检查单位的职责，以便抓好落实。

二、制订公共场所配套公厕与社会对外开放公厕监督考核办法

根据市制订的公共场所配套公共厕所与社会对外开放公共厕所的管理办法确立的原则，城市环卫行政和业务主管部门应制订对这两类公共厕所的监督考核办法，以具体落实市政府的管理办法。监督考核办法要有明确的考核量化指标。要对这两类公共厕所的规模、标准、设施设备、管理内容和标准等提出明确具体的要求。要规定监督检查的内容、程序、频次等可操作性的流程。要有与检查考核相联系的奖惩措施。

三、组织抓好对公共场所配套公共厕所与社会对外开放公共厕所的监督管理

公共场所配套公共网所和社会对外开放公共厕所因权属和管理主体的不同，对公共厕所的改造升级和对外开放都存有消极思想和情绪。在城市政府行政法规的约束下，环卫行政和业务主管部门除了出台具体的监督考核办法外，在具体工作落实上也要下功夫抓紧抓好。应逐一对符合范围要求的公厕进行摸底排查，掌握各公共厕所的现有状况，对升级改造和开放前的准备工作心中有数，做出明确具体的工作安排。对权属单位存在的困难予以协调解决。对公共场所配套的公共厕所的升级改造，按工作计划进行严格的督查，限期完成。对公共建筑内的公共厕所对外开放逐一抓好落实。在工作的初始阶段，应加大督查的力度和频次，以使此项工作在尽可能短的时间内走上正轨；而后，按照考核管理办法进行管理考核，激励约束。

第三节　环境卫生公共厕所的建设管理

在任何一个城市，环卫部门都管理着一些独立的公共厕所。这些厕所无论从布局上还是规模及标准上，都与城市人群的需求和国家的标准存在着差距。在城市发展过程中，还需要不断建设新的公共厕所。环卫管理的公共厕所，应有专业的水准，为社会树立样板。

一、环卫公共厕所的建设要求

（1）公共厕所的设计应以人为本，遵循文明、卫生、方便、安全、节能的原则。

（2）公共厕所外观和色彩设计应与周边环境相协调。周围应有一定规模档次的绿化，进行隔离。

（3）公共厕所的平面设计应进行功能分区，卫生洁具及其使用空间应合理布置，并应充分考虑无障碍通道和无障碍设施的配置，有条件的地方应设置第三卫生间。

（4）根据周边环境和建筑设计要求，可将公共厕所建设档次分为一类、二类、三类。

在商业区、重要公共设施、重要交通客运设施、公共绿地及其他环境要求高的区域应建设一类公厕；在城市主、次干道及行人交通量大的道路沿线建设二类公厕；在其他街道建设三类公厕。

（5）一类公共厕所的平均每网位建筑面积指标为 5~7 平方米，二类公共所平均每厕位建筑面积指标为 3~4.9 平方米。

二、环卫公共厕所的设计要求

（一）公共厕所厕位比例和占用面积

在人流集中的场所，女网位与男厕位（含小便站位）的比例不应小于 2:1，女厕占用面积宜为男厕的 2.39 倍；其他场所，女厕位与男厕位的比例宜控制在 3:2，女厕占用面积宜为男厕的 1.77 倍。厕位面积指标宜为 4.67 米 3/ 位。

（二）公共厕所卫生设施的设置

公共场所公共网所厕位服务人数应符合以下要求（每网位每天服务人数）：广场、街道为男 500 人，女 350 人；车站、码头为男 150 人，女 100 人；公园为男 200 人，女 130 人：体育场所为男 150 人，女 100 人；海滨活动场所为男 60 人，女 40 人。男女厕所间应至少各设一个无障碍厕位：固定式公共网所应设置洗手盆：至少应设置一个清洁池；在一类公共厕所中应设置第三卫生间。

（三）公共厕所的平面设计

大门应能双向开启；宜将大、小便间，洗手间分区设置：厕所内应分男女通道，在男、女进门处应设视线屏蔽；当男、女厕位分别超过 20 个时，应设双出入口；每个大便器应有一个独立的厕位间；一类、二类公共厕所应设管理间和工具间。

（四）公共厕所的建筑设计

厕所间平面净尺寸应满足使用要求；墙面应采用光滑、便于清洗的材料；地面应采用防渗、防滑材料；建筑通风、采光面积之和与地面面积比不宜小于 1:8，当外墙侧窗不能满足要求时可增设天窗；室内净高不宜小于 3.5 米，室内地坪标高应高于室外地坪 0.15 米：大便厕位尺寸、开门走道宽度、厕位间的隔板及门、窗台距室内地坪的高度，扶手、管道的设计设置等应符合相关的要求。

（五）公共厕所的通风与排水

公共厕所应优先考虑自然通风，当自然通风不能满足要求时应增加机械通风；寒冷、严寒地区宜设置附墙垂直通风道，通风口位置应根据气流组织设计的结果布置；排水管道应采用塑料排水管，管径和坡度应符合相关规定：洁具的选择、安装应按照相关规定执行。

（六）公共厕所的标志设置

在厕所的附近应设置标有公共厕所的标志、方向和距离的指示牌；在男、女进口处，应设有明显的性别标志，标志应设在固定的墙体上；厕所门应设坐、蹲位标志或无障碍厕所标志、厕所有无人标志；第三卫生间入口应设专用标志。

（七）公共厕所的防护

公共厕所应有防蝇、防蚊设施；厕所周边应有相应的绿化隔离。

三、公共厕所建设的组织

在完成建设前期的各项准备工作后，应严格按照建设工程实施的程序组织建设工作。要通过招标的方式选择施工队伍。施工队伍确立后，严格按照设计的图纸组织施工、监管、验收，直至交付使用。

四、活动式公共厕所

现代城市的大型公共活动较多，时有应急事件发生。在应急和不宜建设公共厕所的公共场所，应设置活动式公共厕所。目前，各城市的活动式公共厕所基本上是由城市环卫部门建造和管理。

使用活动式公共厕所应掌握以下原则：便于移动存储及安装拆卸，有通用或专用的运输工具及类便收运车辆，与外部配套设施的连接应快速、简便，外观和色彩能与周边环境协调。

在配置上，活动式公共厕所至少配置一个无障碍厕位或第三卫生间及相关配套无障碍设施；根据使用需要可设置管理间和工具间，管理间面积不宜小于 4 平方米，工具间，面积宜为 1~2 平方米；厕间内应设置蹲便器或坐便器、洗手盆、扶手、挂钩、面镜、手纸架、废纸容器、防臭地漏。应采用节水防臭、性能可靠、故障率低、维修方便的卫生器具，安装扶手和挂钩等；应设置拖布池和相应的功能指示标识；应有照明和采光、通风设施；宜优先采用水冲洗系统，在给排水条件不具备的地点，应根据类便收运条件，采用水箱给水冲洗或免水冲系统，设置储类箱以便于类便清运。

活动厕所的建造应满足运输条件的要求，高度和宽度应和车辆相配套，并考虑类便，的运输、消纳和处理。

第四节　公共厕所的保洁和使用管理

在公共厕所的日常使用中，应进行良好的保洁管理，以保持洁净的环境；同时，对配置的设施设备，也应进行及时的管理维修，保持厕所的功能完善。

一、公共厕所的保洁管理

对公共厕所在城市居民日常生活中的作用的认识，人们有一个不断提高的过程。随着城市文明的不断发展，居民对公共厕所管理的要求也越来越高。公共厕所的管理水平主要体现在日常的保洁管理上。在中小城市，对公共厕所的保洁管理基本采取两种形式：种是巡回保洁的形式，一个保洁人员负责数个相近公厕的保洁，轮流作业。这种形式的好处是节约人力，缺点是管理粗放，保洁水平低，往往导致管理的公共厕所环境差。为了解决公共厕所的管理经费问题，不少城市还实行过有偿服务、如厕收费，通过收费解决厕所管理人员的日常费用，希望以此提高城市公共厕所的管理水平，但结果不尽如人意。随着城市公共财力的增加，城市公厕已基本停止收费。另一种是安排专人负责公共厕所的清扫保洁工作，专职专责，较好地保证了公共厕所的卫生水平。随着城市环卫作业市场化的推行与实施，针对城市公共厕所的管理，相当多的城市政府通过招标的方式购买服务，选择专业的公司负责保洁工作，管理的效果和水平大大提高。

（一）地面、墙面的保洁

厕所地面要保持干净整洁，无污染物，无积水。对行人如厕带来的尘土、泥沙及其他地面污染物，要及时清扫、拖洗。每天晚上，要有专门的时间对厕所地面进行水冲洗。

厕所的墙壁、门窗、隔断板等立面要求整洁干净，及时清除污物和乱贴乱画，及时清理蛛网吊灰。

（二）厕内设施的保洁

便器和便槽要定时冲刷，无积粪、尿碱、蝇蛆、杂物。厕内的管道、水龙头、排气扇、废物容器、挂纸架等设施要及时擦拭，保持表面洁净。

（三）室外的保洁

厕所外墙要保持干净整洁，厕所屋顶不得堆放杂物。通往厕所的道路上，靠近厕所区域要干净。

二、公共厕所的清掏管理

要根据厕所化粪池的容量和厕所人流量的大小，及时对厕所的储粪池进行清掏，防止粪便满溢。清掏作业时不得泄漏、遗撒。清掏的废弃物应当按照规定到指定的处理场所排放处理，严禁乱排乱倒。

三、公共厕所的除臭管理

要定时开窗通风，保持室内空气清新。有排气扇的公共厕所，要及时开动换气。配备有除臭装置的公共厕所，要按照规定开启运行。配备有喷洒空气清新剂的公厕，要及时喷洒空气清新剂。要采取有效的措施，消除厕所的臭味，保持厕内空气的清新。

四、公共厕所的其他管理

城市公共厕所周边一定范围内，应设置明确的指示标志牌，为居民的使用提供方便。厕所内部应设置明确的使用标志牌，为居民使用提供明确的标识。工具间、物品间应干净整洁，物品摆放整齐。

五、公共厕所的维修管理

管理城市公共厕所的行政和业务主管部门，要对公共厕所的建筑质量状况、破损程度、设施的折旧损毁情况心中有数。每年年底，都应根据城市公共厕所的综合情况做出第二年的维修预算，报财政部门审核批准，依据批准的预算组织好公共厕所的维修。大的维修应避开雨季和冬季。对一些室内的小修，随时予以安排。应建立厕内设施损毁的报修制度，发现设施损毁及时修复。

对公共厕所的升级改造性维修，应提前做好计划，编制好预算，经批准后有序组织实施。实施期间应公示告知，停止使用。

六、加强对城市公共厕所管理的监督检查

城市公共厕所分布面广，管理分散。要提高公共厕所的管理水平，环卫行政和业务主

管部门加强监管是非常重要的。要建立完善的城市公共厕所管理制度，让管理主体和个人有章可循，监督检查有法可依。环卫行政和业务主管部门还应建立监督检查的制度，安排专人从事公共厕所的监督管理，依法依规进行管理。应建立完善的考核奖惩制度，根据检查结果予以奖励和处罚。

第六章　餐厨垃圾与建筑垃圾管理

对城乡餐厨垃圾与建筑垃圾等方面环境卫生现状进行梳理总结，指出目前环境卫生事业发展存在的问题，提出今后环境卫生事业持续发展的合理化对策建议，为环境卫生管理提供建议和技术支持。

第一节　餐厨垃圾管理

餐厨垃圾是城市生活垃圾的一种，是城市居民生活中餐饮垃圾和厨余垃圾的总称。2012 年 12 月，住房和城乡建设部发布《餐厨垃圾处理技术规范》，标志着我国对餐厨垃圾的管理进入了一个新的阶段。加强对餐厨垃圾的管理，是城乡环卫管理的一个难点问题。认真研究餐厨垃圾管理面临的问题，对于做好城乡环卫一体化的管理，具有重要的现实意义。

一、我国餐厨垃圾的特性和产生特点

我国是人口大国，独特的民族餐饮文化，造就了我国餐饮大国的地位。我国的餐厨垃圾产生量大，各地的食材结构不同，导致了餐厨垃圾成分复杂。要做好餐厨垃圾的管理，首先要认清我国餐厨垃圾的特性以及产生特点。

（一）餐厨垃圾的特性

餐厨垃圾是餐饮垃圾和厨余垃圾的统称。餐饮垃圾是指餐馆、饭店、单位食堂等的饮食剩余物以及后厨的果蔬、肉食、油脂、面点等加工过程的废弃物。厨余垃圾是指居民家庭日常生活中丢弃的果蔬及食物下脚料、剩菜剩饭、瓜果皮核等易腐有机垃圾。餐厨垃圾有以下特性。

l. 高含水率

我国地域辽阔，人们的饮食习惯差异较大，因而各城市餐厨垃圾的成分构成有较大的差异，但含水率高是一个共同的特点。在任何一个城市，餐厨垃圾的含水率都是不均衡

的，而是一个动态的变量，今天和明天不一样，春天和秋天有差异。据统计，餐厨垃圾的水率高达 80%~95%。如此高的含水率，导致在餐厨垃圾的存储、运输、处理的各个环节上，都存在很大的困难，面临着各种问题，需要在研究餐厨垃圾管理时引起高度重视，采取有针对性的措施加以解决。

2. 高含油率

餐厨垃圾的另一个特点是含有一定的食用油成分。人们在加工食物时，大量使用食用油。据有关数据显示，餐厨垃圾中的食用油比例为 2%~5%。虽然从比例上看不是很高，但这部分垃圾的价值较高，有较高的利用预期，是餐厨垃圾资源化利用的重要部分。在餐馆、饭店、单位食堂，还有煎炸食品后废弃的煎炸用油。另外，从餐饮单位厨房排水除油设施中能够分离出部分油脂。这些油脂，既有资源性的一面，也有污染性的一面。

3. 高含盐率

食盐作为食品中第一位的添加剂，不可避免地存在于餐厨垃圾当中。据有关数据显示，餐厨垃圾中含盐率为 0.08%~0.2%。虽然其含量的绝对值不高，但对餐厨垃圾的后续利用影响极大。

4. 高有机物含量

餐厨垃圾中除了含有油脂外，还含有大量的其他有机物，如蛋白质、食用纤维素、淀粉等。这些有机物，通过科技的手段可以变成优质的资源，放任不管，就是环境的重大污染源。

5. 高污染性

高水、高油、高盐、高有机物含量，衍生了餐厨垃圾的第五个特性，即高污染性。餐厨垃圾的最大特点是它的易腐性，在短时间内就会变质腐败，产生异味，滋生细菌和招诱蝇鼠，从而污染环境，给人们的健康带来危害。

（二）我国餐厨垃圾产生的特点

由于生活和饮食习俗的不同，我国的餐饮垃圾呈现出地域性和结构性的不同。

1. 地域性差异

我国地域辽阔，居住在不同地区的人有不同的饮食习俗，不同地区的丰富物产为人们的生活提供了多样性的食材，因而餐厨垃圾的成分在不同的地区呈现出很大的差异。由于商品经济的发展，粮食流通的便利，我国人民的谷物消费在不同地区间开始趋同。但肉食、水产品的消费，各地的消费习惯差距很大。东部及南部的沿海地区，海产品的消费量巨大，产生了大量的带有海产特点的餐厨垃圾，如虾类、蟹类的壳、皮，贝类的壳等。在我国南方的水网地区，淡水水产的消费水平很高，产生了许多淡水水产品加工食用的垃圾。我国的西北地区牛羊肉的消费水平居高，产生大量畜禽加工和食用环节的餐厨垃圾。这些具有地方特色的餐厨垃圾，是我们在管理工作中必须认真注意的，应针对其特点加强有针对性的管理。

2. 结构性差异

除地域物产不同带来的差异之外，各地居民的饮食习惯也对餐厨垃圾的成分构成产生较大的影响。山东人喜欢生吃葱、蒜，大量的葱、蒜剩余物进入餐厨垃圾。四川人爱吃麻辣食品，每天的饮食中花椒、辣椒不断。两湖地区辛辣的饮食习惯令外地人望而却步，本地人却对此难以割舍。这些不同的饮食习惯，产生了不同性质的餐厨垃圾，特别是各种调味品的大量使用，影响到餐厨垃圾的性质，需要用不同的处理方式加以解决。

3. 产生量巨大

我国居民的饮食习俗是喜欢新鲜的食物，喜欢原生态的食材，喜欢自己加工食材。这种生活习惯使得居民每天在日常生活中产生大量的厨余垃圾。据专业部门的测算，在居民生活垃圾中，厨余有机物占到了50%左右。全国13亿多人口，以每人每天产生一公斤垃圾计算，这是一个多么大的数字啊！我国居民在日常的红白喜事活动中、在亲友的相互走动中、在和同事的感情交流中，都喜欢宴请吃饭，吃饭时又喜欢铺张，造成餐饮垃圾的大量产生。我们到任何一个城市，都可以看到饭店、饭馆座无虚席的现象，没有人能准确地说出我国的餐饮垃圾的产量是多少，只能概而言之，是一个天文数字。

二、餐厨垃圾的属性

与其他生活垃圾一样，餐厨垃圾也具有资源和污染两个属性。

（一）餐厨垃圾具有优质的资源特性

餐厨垃圾中富含淀粉、油脂、食用纤维、蛋白质等营养物质，具有很高的利用价值。如果能在餐厨垃圾的分类、存储、收运、处理等各个环节上采取科学的方法，通过资源化的手段加以利用，就会产生较高的经济效益，从而附带产生良好的社会效益和环境效益。

（二）餐厨垃圾具有高强度的污染特性

餐厨垃圾中的有机物极易腐败变质，产生异味和臭气，严重影响环境。腐败变质的物料，会吸引滋生病菌、蚊蝇、老鼠等，导致传染性疾病的发生。餐厨垃圾含水率高，易变质发黑发臭，管理不当会导致污水漫流，污染地面和空气，对城市观瞻和居民身体健康产生不利影响。

（三）餐厨垃圾管理不当具有社会危害

餐厨垃圾中含有大量的油脂，若管理不当进入城市污水管线，会在管线中滞留形成结块，堵塞管道，影响城市下水系统的正常运行，缩短城市下水系统的使用寿命；大量的易腐有机物长期在管线中滞留，会产生甲烷等易燃易爆气体，存在重大的安全风险。餐厨垃圾中油脂的分离技术比较简单，废弃油脂的市场和利润空间较大，给一些不法商贩提供了可乘之机。他们将餐厨垃圾中的油脂分离出来，将地沟油和废弃油脂收集起来，提炼出售，流入食品领域，严重影响人们的身体健康和生命安全。

（四）餐厨垃圾的处理难度高

餐厨垃圾中有机物含量丰富，成分复杂，品种多样，处理的难度本来就高，在食品食材的加工过程中又添加了不同成分的添加剂，就更增加了处理的难度。加上垃圾本身易腐特性产生的物理和化学反应的衍生物质，更增加了其无害化处理的复杂性。从理论上说，餐厨垃圾可以生产优质的饲料和清洁的能源，但要使其生产成本、污染控制和质量要求达到一定的水准并不是一个简单的问题。

三、餐厨垃圾处理技术

（一）填埋

填埋是餐厨垃圾的传统处理模式，也是各国曾使用的主要处理方式。填埋技术操作简便，利用填埋场地能够在短时间内稳定处理餐厨垃圾中的可降解成分，因此填埋技术得到广泛应用。但填埋处理也存在着显著的缺点，如需要占用大量土地资源，还会产生渗滤液泄露引起二次污染，造成恶臭等问题。目前填埋率在欧美，日本等发达国家和我国都逐步降低，一些国家已经禁止使用填埋技术处理餐厨垃圾。

（二）焚烧

焚烧是当前主流的餐厨垃圾处理技术，我国的企业中普遍采用两种焚烧技术，一种是循环流化床，另外一种是机械炉排炉。

开始中国引进的是国外的机械炉排炉，但是这种设施技术不太适用于餐厨垃圾，如它要求垃圾的热值要达到一定的标准，但餐厨垃圾存在水分较多，热值偏低的特性。随后国内便尝试循环流化床技术，这种焚烧技术是工业化程度最高的洁净煤燃烧技术，一定程度上解决了机械炉排炉的问题。但循环流化床也存在缺陷，如它不能长时间连续运作且故障率较大，现在在利用掺煤等手段进行改进和提升。而机械炉排炉可长时间持续使用，故障率低，现在也在进一步改进技术，调整方向。餐厨垃圾如果焚烧不完全，还会生成二噁英等气体，也加剧消耗燃料，所以严禁将其与其他生活垃圾混合焚烧。

（三）机械粉碎后直接排放

机械粉碎直接排放是指把小型的垃圾粉碎处理机器安装在水池出水处与下水道排水管道之间，将粉碎后的餐厨垃圾直接排入市政下水管网，这种处理方式适合家庭或餐厨垃圾生产数量小的餐饮单位，松下、东芝等日本电器公司正在大力宣传推广小型餐厨垃圾处理机的使用。但是直接粉碎排放很可能会引起细菌、蚊虫的滋生，病菌的传播。由于餐厨垃圾中具有较多的油污，长期排放后会凝结堵塞管道，减弱排水系统功能，另外餐厨垃圾中含有高油脂物等成分，将会降低污水处理系统能力。

（四）肥料化处理

除了传统的填埋和焚烧外，利用微生物堆肥化技术处理餐厨垃圾的模式逐步发展改善，具有代表性的就是好养堆肥技术。好养堆肥指有氧条件下利用好氧微生物分泌的胞外酶将有机物固体分解为可溶性有机物质，再渗入到细胞中，经过微生物的新陈代谢，实现整个堆肥过程。但是餐厨垃圾中具有较多的油脂与盐分，长时间采用好养堆肥技术可能会导致土壤盐碱化的问题。蚯蚓堆肥作为堆肥化处理的新型技术，是让蚯蚓大量吞食餐厨垃圾后和土壤混合，利用砂囊机械研磨与肠道的生化作用，最终把有机物转化为营养物质，供生物利用。

（五）饲料化处理

我国的饲料化餐厨垃圾处理技术发展日趋成熟，多个城市已经落地使用。饲料化处理就是把餐厨垃圾进行粉碎、脱水、发酵、软硬物分离，随后把其中的有机物部分通过转化变为高热量饲料，实现资源化的过程。目前物理法与生物发酵法是主要的饲料化技术。物理法是对餐厨垃圾先进行脱水处理，然后再实施干燥、消毒、粉碎，最后制作成动物饲料。生物发酵法是将具备不一样功能的微生物放置在生物反应器中进行发酵，从而提升最终产品的营养含量与质量。但饲料化处理的产品，在市场上反应并不好，原因是质量不够好，销路不好。

（六）能源化处理

餐厨垃圾能源化近年来逐步发展，可以较理想的实现减量化、无害化、资源化的处理目标。如生物柴油提取技术，就是把餐厨垃圾中的油和水进行分离后通过过滤，进而提取出浦水油的废油脂，最后完成资源化的过程。再如厌氧处理技术已经在我国大规模应用，厌氧发酵是通过厌氧条件下微生物的新陈代谢，使餐厨垃圾能够生成甲烷与 CO_2。厌氧处理技术发展较成熟，处理成本低，具有良好的环境效益。

（七）蝇蛆处理法

餐厨垃圾如果没有得到适当的处理可能会滋生大量的苍蝇，这会对居民生活和企业工作都带来悉劣的影响。但如果利用杀虫剂来消灭蝇害，就会引入新的毒素，最终使产品无法满足品质要求。不过跳出固有的思维框架，如果将苍蝇视为有效治理餐厨垃圾的手段，那么苍蝇就不是危害，而是宝贵的资源。

蝇蛆具有杂食的特点，它们在自然界中能够快速寻找到腐败发酵的有机废弃物，分解动植物。由于它们具有丰富的酶类，还能灭杀掉餐厨垃圾中的寄生虫卵和病原微生物等。同时如果用蝇蛆作为饲料来源或生物质来源，还能消除同源性蛋白的安全隐患。蝇蛆处理技术具备多项优势：蝇蛆在高盐分、高油脂的餐厨垃圾环境中有着非常好的适应能力，处理时不用分离盐分和油脂，处理效率高，对场地和设施要求不高，工艺简单并且流程短。蝇蛆处理法产出的蝇蛆和生产的肥料，具有较高的经济价值，兼具环境效益和经济效益，不仅大型餐厨垃圾处理企业可以采用，也适合大众与中小投资者投资。

四、餐厨垃圾管理的问题

我国的城市餐厨垃圾管理事业尚处在起步的阶段，虽然在提升处理能力、完善基础设施、升级处理技术等方面取得了一些阶段性的成果，但是还是存在着许多需要探索解决的问题。这些问题进一步制约着城市餐厨垃圾管理事业的发展，本文将结合公共治理理念，从多角度来分析探讨城市餐厨垃圾管理中存在的问题，给管理城市餐厨垃圾提供相应论据。

（一）治理理念落后

餐厨垃圾作为生活垃圾中的特殊组成部分，危害性和资源性常被餐饮单位和社会公众所低估。当前社会对于餐厨垃圾的治理理念普遍落后，治理意识未被唤醒，民众对餐厨垃圾相关知识不够了解，导致在治理过程中出现不积极，参与度低的问题。

1. 社会普遍治理意识尚未觉醒

对于餐厨垃圾的危害性与治理的紧急性和必要性，很多餐饮单位，收集单位和公民并没有充分认识并身体力行。这种意识上的缺乏，也是导致餐厨垃圾难以得到高效科学治理的结果，如部分食客就餐时严重浪费，讲排场好面子，缺乏节俭的意识。餐饮单位为了个体的利益擅自把餐厨垃圾贩卖给非法商贩，非法商贩在收集餐厨垃圾后提炼"地沟油"或者直接喂养牲畜，从而形成一条庞大的非法产业链条阻碍城市餐厨垃圾治理。如深圳2015年全市只有20%的餐厨垃圾被有资质的企业进行无害化与资源化综合处理，还有25%的餐厨垃圾被非法收运单位收集拿来喂养家禽，严重威胁着食品安全。深圳的餐厨垃圾企业往往还要与非法产业链进行赛跑，由于餐厨垃圾一直在地下具有一条非法产业链条，为了可以收集到餐厨垃圾，深圳的瑞赛尔公司要派工作人员深夜蹲守在餐饮单位旁边，对于私下收购餐厨垃圾的企业和个人进行劝导，或者拍照取证交给管理部门。深圳的餐厨垃圾企业在很长一段时间里都要面临餐厨垃圾收集量不足，企业无法正常运转甚至是亏本运营，没办法获取可观的经济效益，从而企业出现"签约难，执行更难"的处境。而餐饮单位数量巨大，政府部门利用有限的人力和财力资源很难做到全面监督。

其他社会主体，如小区居民不清楚餐厨垃圾和其他垃圾的区别，对于分类垃圾桶熟视无睹，仍将餐厨垃圾和其他生活垃圾混合堆放，长久以来分类回收只是见诸于口号而实际行动的人却很少，对餐厨垃圾所拥有的资源性属性，更是认识不到；部分收运单位甚至将居民辛苦分类的垃圾在收运时又混合堆放；这种理念的落后，使得餐厨垃圾分类收集处理，变废为宝的过程受到阻碍。餐厨垃圾管理部门的信息公开透明也直接影响公众意识提升与公共参与度，目前强制信息公开的工作做的还不到位。

2. 治理思路片面化

目前先污染，后治理的传统观念依旧从意识和实践上很大程度影响着餐厨垃圾的治理。一旦遭受污染，后期治理所需投入的人力财力是巨大的，而且还要面临着二次污染的问题。所以这样的老路我们不能走，以前的经验教训要吸取。而现在餐厨垃圾的治理往往是重视末端处理，忽略源头减量无害化，源头治理的理念还相对落后。大量的餐饮企业没有配备垃圾处理机器，部分甚至直接排入城市污水系统，在餐厨垃圾产生阶段未能按照标准分类回收，居民家庭的餐厨垃圾更是如此，对后期的餐厨垃圾处理增加了成本和难度。

3. 忽视市场的力量

政府长期作为餐厨垃圾治理的主要主体，思维惯性致使常常忽略了市场的重要作用。当下面临餐厨垃圾治理难题，政府不仅要面对管理压力，还要背负着巨大的财政压力，表现出治理的力不从心。而企业作为市场主体拥有新的创意和技术，并且餐厨垃圾具有的资源性长远来看潜在巨大的经济利益，经济利益将引导企业纷纷进入这个市场，通过市场竞争逐步更新迭代技术，引进先进的管理经验，进一步加工的产品流向市场，获得经济效益，从而形成良性的餐厨垃圾治理循环。可眼下我国的市场主体还未充分调动，一方面，由于政府对市场的力量不够重视，导致企业的积极性偏弱，二者未能充分展开合作。另一方面，市场上餐厨垃圾处理企业竞争数量较少，行业竞争不够充分，行业规模偏小，处理技术更新迭代速度缓慢，不能自负盈亏，有的企业还严重依赖政府的财政补贴，不能发挥其应有的力量。

（二）治理环节存在漏洞

餐厨垃圾的治理按时间顺序主要分为源头处理—中间收运—末端处理三个环节，三个部分环环相扣。源头处理是为了实现餐厨垃圾的初步减量无害化，收运环节保证餐厨垃圾从餐饮生产单位转移到末端处理单位，防止造成污染和资源浪费。末端处理环节则要对餐厨垃圾进行彻底处理并完成变废为宝的过程。但目前这三个环节都存在着问题与漏，严重影响餐厨垃圾处理的效率与质量。

1. 源头处理问题多

源头处理作为城市餐厨垃圾管理的首要环节十分重要，直接影响了随后两个环节治理的效果。餐厨垃圾处理机作用显著，可以在餐厨垃圾产生后短时间高效率地进行初次垃圾处理。具有一定规模和效益的餐饮单位应该购置餐厨垃圾处理机来解决日常数量庞大的餐厨垃圾，但是由于购置餐厨垃圾处理机本身需要费用，餐饮生产单位往往从经济成本的角度考量，加之环保意识的落后，不愿意安装使用，从而致使原本在初始就可以被高效处理的餐厨垃圾没有得到及时治理，导致加大了环境污染，运输成本和整治成本。此外，餐厨垃圾在刚产生时也是分类收集和回收的最佳时期，这时垃圾分类也是源头处理的重要环节，依照不同餐厨垃圾的组成成分和特性，根据国家规定的规则和标准，利用现有的收运装置和技术手段，把餐厨垃圾分类装收，便于之后收运处理。现实情况却是源头分类工作的实施收效甚微，大量的饭店食堂产生单位没有分类意识，餐饮单位人员对于垃圾的特性和如何分类也不清楚，配备的垃圾桶等装置设施等常常也不符合回收的标准等，相关部门也未进行有效监督和强制措施，相当数量的餐厨垃圾在源头环节根本没有经过分类就混合堆放在一起了。

2. 中间收运运营差

收运环节是将在源头产生的餐厨垃圾收集装运至垃圾处理单位的过程，完成了餐厨垃圾空间上的转移。

当前餐厨垃圾企业分布广泛，规模不等，收运过程中存在着诸多问题。一方面较多收集餐厨垃圾的垃圾桶不符合标准，盛装的垃圾在途中可能出现挥发性强大气污染等问题。收运路线的规划应本着就近处理，规模处理的原则，部分城市未能落实这一点，而且随着城市规划建设的变迁，相应城市并未随之而制定更加合理的收运路线，造成了收集，运输成本的浪费。收运主体虽然具备收运的资质，但是在具体操作中仍可能有不够专业，缺乏规范等问题，有一些产生单位花费巨大人力物力将垃圾进行了源头的分类工作，可在收运环节还是被混合装运了。

另一方面，餐厨垃圾收运数据信息平台的建立不完备，餐厨垃圾的处理是要追踪分析各种数据指标的，例如在各个生产单位在具体时间段具体收集了多少数量的餐厨垃圾，是否全部运送到处理厂进行处理了，是需要作出精准的记录和统计数据的，现今大多数的收运单位还只是用"记录单"的方式来记录垃圾桶数和收运时间，不符合今天的信息化趋势。再如通过 GPS 可以实时观察运输车辆有没有按照既定的运输路线行进，是否在规定的时间到达收集地点和处理地点，这样的信息渠道也没有建立起来。以往的信息记录更多是以文字的形式呈现，随着科技的发展，没能跟进如视频记录这样的新的信息补充呈现方式。目前的平台建设进展缓慢，无法满足需求，科学的、统一的、系统的信息平台构建迫在眉睫。

3. 末端环节效果欠佳

最终的末端处理环节是餐厨减少污染，垃圾变废为宝的转折点。餐厨垃圾处理技术经过长时间的更新迭代，已经发展出好氧堆肥和厌氧发酵等一系列技术，根据不同垃圾的特性和各种技术的优点治理餐厨垃圾已经取得了一定的成效，但现有的各类技术都还依旧有着自身的缺点，如好氧堆肥对于有害物质氧化的不够彻底，容易出现二次污染的情况，时间长，占地大，卫生条件差。厌氧发酵则会进一步产生残渣沼液需要处理。现实中依旧存在着大量的非正规的垃圾处理厂，它们还是在利用简单的填埋和焚烧等技术来处理餐厨垃圾，造成的渗滤液会污染地下水，臭气和二噁英等气体会污染空气等，这样不仅会污染环境，也会严重威胁着垃圾处理厂周边的居民健康。部分垃圾处理厂由于在收运环节没有收集到足够量的餐厨垃圾，企业出现了"吃不饱"的现象，无法进行大规模的处理达到经济效益。餐厨垃圾末端处理另个一方向是将其加工成产品，发挥其资源性，从而带来经济收益。但现阶段的餐厨垃圾加工产品普遍存在着工艺水准低，加工深度不够，附加值低，经济收益差的问题。

（三）治理制度不健全

法律制度的规定，是城市餐厨垃圾管理过程中一切主体行动的根本依据。我国十分重视环境保护，颁布了多部法律指导环保，防治污染。可我国针对餐厨垃圾制定的法律制度不够健全，没有统一的法律作系统指导，各地法规没有统一依据，收费、分类回收制度够不合理完善。

1. 国家尚未出台统一立法

我国经济高速发展，环境问题日益凸显，国家对于环境和垃圾问题日益重视，立法上体现明显。例如在《宪法》中规定："国家保护和改善生活环境和生态环境，防止污染和其他公害。"餐厨垃圾作为生活垃圾的特殊组成部分，如果处理不得当，会引起严重的污染问题。而《中华人民共和国环境保护法》作为环境保护的法律，对于餐厨垃圾的管理也起到了指导作用。在处理餐厨垃圾时要遵照《环境保护法》的原则，既要做到减量无害化处理，同时还要实现餐厨垃圾的资源化，变废为宝。《中华人民共和国固体废弃物污染环境防治法》也对餐厨垃圾的处理有着约束作用，餐厨垃圾也属于固体废弃物，要防止出现餐厨垃圾的非法回收运营状况，避免餐厨垃圾加工后重回餐桌，保护居民的身体健康不被损害。2009 年颁布的《中华人民共和国环境经济促进法》更加强调环保，资源的循环使用，餐厨垃圾的资源特性可以加以利用，如可以将餐厨垃圾用来制作沼气或者发电，促进经济效益和环境效益的双重实现。另外，《食品安全法》也约束着餐厨垃圾生产单位，要求餐饮企业要重视食品品质，严防"地沟油"问题。国家还颁布了如《餐饮企业经营规范》《中华人民共和国农产品质量安全法》《城市生活垃圾管理办法》等。为了推进餐厨垃圾技术进步，建立先进的处理设施，实行科学合理的管理模式，2010 年国家发改委、环境保护部和农业部等联合发布了《国家发展和改革委员会办公厅等部门关于组织开展城市餐厨废弃物资源化和无害化处理试点工作的通知》进行城市试点工作，国务院出台了《国务院办公厅关于加强地沟油整治和餐厨废弃物管理的意见》，严格监管餐厨垃圾的分类回收，打击"地沟油"的出现。

各地政府关于餐厨垃圾的立法也在不断改进完善，如北京市在 2006 年颁布《北京市餐厨垃圾收集运输处理办法》，强调餐厨垃圾要和其他种类的垃圾分别收运。上海在 2005 年颁布并于 2012 年进一步修改了《上海市餐厨垃圾管理办法》，苏州 2006 年起草于 2009 年通过了《苏州市餐厨垃圾管理办法》。2011 年国家发改委、财政部、住房和城乡建设部会同环境保护部、农业部以城市为单位，启动了餐厨废弃物资源化利用和无害化处理城市试点工作，并确定了第一批 33 个首批试点城市（区），并于 2012 年确定了第二批 16 个试点城市，2013 年公布了第三批 17 个试点城市，2014 年确定了 17 个试点城市，2015 年确定了 17 个试点城市。这些城市大多也都相继出台了自身的餐厨垃圾管理办法，加强了餐厨垃圾问题的管理。

虽然国家层面和地方政府出台了多部法律法规，可在立法上餐厨垃圾还面临着诸多问题。首先则是并没有一部关于餐厨垃圾的统一立法，对于餐厨垃圾的法律依据往往散落在各项法律法规之中，而目前有关餐厨垃圾的法律法规在内容上不够全面，而且原则性过强，实施的细则步骤不够详尽，对于餐厨垃圾分类的标准，收运主体及办法，违规后的惩罚力度都未做出明确的规定，从而造成真正的执行力差。由于缺乏统一的国家层面的立法指导，导致地方政府在餐厨垃圾立法上制度也存在缺陷，如对于餐厨垃圾治理目标界定不够合理，地方法规阶位地、强制性较弱和严肃性不够等。

2.收费制度不合理

从逻辑上来看，由于餐厨垃圾具有双重属性，即危害性和资源性，在餐厨垃圾收费时就要相应考虑它的属性源头。如果把餐厨垃圾认定为可回收利用产生价值的，那么收运处理单位应该向产生单位交付费用。而假设将餐厨垃圾归为生活垃圾的范畴，那么产生单位则要向收运处理单位缴纳费用，而我国目前普遍采取的是产生单位付费的模式。这样的收费模式理论上可以督促餐饮生产单位减少源头排放，利用餐厨垃圾处理机进行初步分离有利于收集运输。可是当前在实际操作的过程中这种收费模式却难以执行。原因在于相当大比例的餐饮企业是以利益为导向的，环保理念落后，考虑到餐厨垃圾的处理还需要交付费用，往往是隐瞒或虚报餐厨垃圾产量，暗自将餐厨垃圾倒入排污系统或者是贩卖给非法买卖餐厨垃圾的企业。这样不仅可以躲避要缴纳的费用，还可以因为买卖餐厨垃圾，赚得一定的经济利益，这使得许多产生单位不顾损害环境效益和社会效益，做出错误行为。而目前我国的餐饮生产单位，意识上还远远达不到主动为餐厨垃圾付费的高度，所以现在实行的餐厨垃圾收费制度有不合理的因素。

在实际执行中，部分城市在制定与之相关的政策时没有充分考虑到餐厨垃圾的特性，工作进展遇到阻力。如北京市市政市容委 2013 年底联合发布《关于调整本市非居民垃圾处理收费有关事项的通知》，表示自 2014 年 1 月 1 日起，对于北京市国有机关、企事业单位和法人团体等 32 万个非居民单位，上调非居民垃圾处理费和排污费标准。其中，非居民垃圾处理费由当前每吨 25 元提高到每吨 300 元；餐厨垃圾处理费由当前每吨 25 元提高到每吨 100 元。现阶段对于餐厨垃圾处理的收费标准确实是要低于其收运末端处理的成本，但餐厨垃圾不同于其他的生活垃圾，它还拥有资源性，骤然将处理费用提升 3 倍，可能会另大量的餐饮单位一时难以接受，而一些私人回收站不仅不收取费用，还会向餐饮单位支付一桶餐厨垃圾 20 元左右的费用。一方面是政府猛然增加的处理费用，而另一方面有客观收入的诱惑，餐厨垃圾处理收取较高的处理费可能会成为治理餐厨垃圾的大难题。专家也指出，餐厨垃圾作为生活垃圾的特殊组成成分要区别对待，各地制定政策时不论是在处理环节还是在收费环节都过分强调餐厨垃圾的减量无害。这种思考模式不仅不全面，还会增加餐厨垃圾处理的成本。简单的上调餐厨垃圾处理费用的政策反映出政府治理时片面化，理想化的缺点。

3.分类回收制度难执行

分类回收作为餐厨垃圾处理的重要步骤，对于源头化处理和随后深加工都至关重要，不过我国虽然建立了分类回收制度并相应制定了规则，但制度并不完善。餐厨垃圾由废弃油脂和厨余垃圾组成，这两部分在成分和处理方式上有着显著的区别，可分类回收时不够重视。社会所提供的分类回收设施不够完善，一般的垃圾桶大都只设为可回收和不可回收两类，这只能达到十分粗略的回收目的，在后期还需要餐厨垃圾处理单位再耗费大量人力物力进行精细分类挑选，整体上造成了社会成本的浪费。大部分家庭单位都将餐厨垃圾直接与生活垃圾混合堆放，投放到垃圾桶内。我国现行的餐厨垃圾分类回收制度往往是理论指导，强调原则居多，具体的实施细则描述不够，可操作性不强。同时我国也没有建立起相应的完善的奖惩制度，对于违反规定未实施分类回收的餐饮单位，没能及时做出相应的惩罚，或者惩罚力度较轻，使得这些餐饮单位违规成本很低。而对于及时对餐厨垃圾做出分类的单位或者个人没有采取相应的奖励进一步鼓励他们坚持并推广，同时针对公民举报违规未分类的单位，也未做出奖励措施。

（四）治理主体不完善

公共治理视角下的城市餐厨垃圾管理，依靠的是以政府为代表的多元主体的通力协作，从而构成系统化网络化的治理模式。我国当下未能建立起餐厨垃圾的网络化系统，其中的参与主体存在"缺位"现象，系统中的主体没能强化合作，多元主体协同治理的效果大打折扣。

1.治理主体缺位

城市餐厨垃圾的管理是一个系统工程，需要政府、企业、公众、专家学者等多个主体的共同参与治理，但目前多个治理主体出现了"缺位"现象。政府长期作为单一主体，无法解决日益复杂的餐厨垃圾管理问题。在政府部门内部，管理部门也常出现单独"作战"，没有形成跨部门的合作联动效应，对餐厨垃圾问题的监督存在着漏洞。而餐饮单位从思想上没有治理主体的认同感，普遍认为只向负责向消费者提供食品，没有管理餐厨垃圾的责任与义务。社会大众的自身管理意识表现不足，在没有明显涉及到自身的利益时，表现出一种冷漠性，不能积极主动参与餐厨垃圾管理，参与的广度和深度也有所欠缺。另外，拾荒者作为民间参与主体，是一直以来被政府所忽略的力量。

2.主体间互动差

治理主体之间目前尚未形成网络化结构，互动参与较差。各主体之间各自为营，只关心自己的眼前利益，没有大局观，没有和其他主体之间进行积极良性的互动。如现阶段餐饮生产单位面对其所生产的餐厨垃圾处理，是要根据数量进行付费的，这在经济利益上对他们产生了一定的冲击，心理上是很多餐饮单位很难接受的，所以才会出现餐饮单位私下和违规企业进行交易。政府和餐厨垃圾处理企业没有及时的进行沟通交流，思想上的开导，没能深入给餐饮产生单位宣传餐厨垃圾相关知识，普及危害性和资源性理年。不论是思想上还是实际行动上，政府监督都存在着缺位的现象。再如城市餐厨垃圾存在着难以破除的以经济利益为纽带的非法产业链条，政府不具备足够充足的人力与财力监督，此时餐饮生产单位，餐厨垃圾处理企业和大众并未充分发挥各自的主体监督职责，相当程度上纵容了这样一条产业链的存在，反过来对于社会的经济效益和环境效益都产生了严重的破坏。公众作为监督主体之一，对于餐厨垃圾非法收运，分类回收混乱的现象，不能有效反馈给管理部门，参与度低。各个主体之间缺乏统一的交流平台，使各方的意见和利益诉求都能充分交流并得到回应。主体内部之间同样也存在问题，如政府内部各个部门存在着权责不清晰，各个部门互相推诿责任，多头管理，空头管理的现象。行政、司法、公安等没有做到全面及时联动，管理存在偏差。

（五）治理手段不完备

除了制度设计等宏观层面的治理，具体的可操作的治理手段也是必要的，餐饮单位常被当作被管理的对象，主体意识不强，不能合理为自身设计管理制度，宣传媒体没能跟进时代步伐，利用技术手段提高公众参与。

1. 餐饮单位缺乏专门管理制度

餐厨垃圾生产单位除了进行源头分类回收，利用源头处理机器进行初步餐厨垃圾处理外，他们还承担着收集餐厨垃圾数据，学习餐厨垃圾相关知识参与管理的责任与义务。据2014年对于北京市西城区一个街道的218家餐饮单位的随机调查中，有31.7%的餐饮单位直接将餐厨垃圾进行排放，59.6的餐饮单位设立了专门的餐厨垃圾管理人员，49.5%的餐饮单位建立了餐厨垃圾管理制度，针对餐厨垃圾的信息监管统计，只有28.9%的餐饮单位建立了台账制度。管理制度的缺失使得餐饮单位处理餐厨垃圾过于随意化，意识层面对于餐厨垃圾的危害性和资源性没有达到应有的高度，而台账制度的缺失将给餐厨垃圾随后的统计和监管工作加重负担，餐饮服务单位如果不能及时记录如餐厨垃圾的日均产出数量，流向和用途等数据，将阻碍餐饮服务单位和收运处理单位共同协同优化餐厨垃圾的管理制度。

2. 忽视新兴网络平台，公众参与感不够

科技日新月异，整个信息时代已悄然从个人电脑为代表的PC时代转而进入到以手机为代表的移动终端时代，当下人们依靠手机APP，移动数据接收信息的比重越来越高，餐厨垃圾其实也和这些平台的崛起息息相关。如今市场上充斥着大量的手机点餐软件，如"百度外卖""美团外卖""饿了吗"，居民、手机平台、餐饮单位也存在着一条信息链，政府和企业也可以根据平台的大数据汇总得到不同地区餐饮习惯或用餐情况等数据，从而

与餐厨垃圾相联系。再如微信平台的日活用户已经达到 8 亿，我国的大部分人都受到微信或多或少的影响，而微信平台上具有的微信公众号和小程序等功能也在日益影响着更多的用户，目前虽然有一些环保类的公众号在运营，可关注的人数较少，很难对广大民众实施大范围的影响。时代变了，但餐厨垃圾的宣传工作却没有跟上时代的步伐，主要仍旧是依靠电视传媒，政府官方网站等传统渠道，没有达到及时有效传达给居民大众信息的目的，各个城市互联网上关于餐厨垃圾处理的报道的数量也较少。新兴媒体强大的宣传力量被严重忽略，导致政府企业与居民没能做到充分沟通，一方面广大居民的餐厨垃圾治理意识没能借助新兴媒体而提高，另一方面沟通渠道的不完善致使居民的投诉举报行为受限，出现主体之间的信息不对称现象，阻碍着餐厨垃圾问题透明化的进度。

3. 申报备案制度未普及

餐厨垃圾的治理长期都是政府包揽管理者和执行者的双重职能，而餐厨垃圾生产单位往往是被动的被管理，表现出不积极性。大量餐饮单位还未建立餐厨垃圾的排放申报制度，从餐饮单位自身看，他们自身的污染和治理责任模糊，不能发挥其积极主动性。而餐厨垃圾的产生的源头是多元的，粗略分为餐饮服务行业，部门单位和食品加工行业，每个源头产生的餐厨垃圾都有各自的生产特点，而当前收运处理单位没有建立起统一标准的分类备案制度，这将进一步影响收运处理单位和政府管理部门对整体餐饮行业的把控，根据行业特点制定相应的餐厨垃圾解决方案。[①]

五、完善餐厨垃圾管理的对策建议

城市餐厨垃圾的管理是一个在问题中不断改进，逐步完善的过程。在得出餐厨垃圾治理问题后，针对存在的问题逐条给出对策和建议，才能持续推动城市餐厨垃圾管理事业，真正实现餐厨垃圾减量化、无害化、资源化。

（一）提升治理理念

餐厨垃圾的治理是多方主体从理念认知落实到确切的行动中去的，但我国目前不论是餐饮单位还是公众都没有从意识上予以足够的重视，整体治理理念落后，治理效果不佳。因此，要完善城市餐厨垃圾管理，首要就是提升整体社会治理理念。

1. 传统媒体和新媒体结合加强公共宣传

当下公民接收各种信息和理念的渠道越来越多元化，既来自于传统的电视、报纸、杂志传媒，更来自于电脑和手机的互联网平台。想要提高民众对于餐厨垃圾危害的认识和积

---

① 鄞益奋.网络治理：公共管理的新框架[J].公共管理学报，2007①：89-96.

极主动投身治理的行列，必须要相对于展开全方位，多角度的公众宣传。电视台可以做普及餐厨垃圾知识的节目，拍公益广告进行宣传；报纸可以刊登如何进行垃圾分类的文章，手把手教会大众分类餐厨垃圾。利用电脑手机平台可以建立起专门的相关餐厨垃圾信息网站，分享餐厨垃圾处理的最新动态，科普餐厨垃圾知识，大众还可以提出问题，互相交流，身体力行。利用新的传播平台还可以形成联动的效应，如时下流行的微信公众号拥有巨大的读者，也是大量的网络流量入口，可以撰写起大家能接受的通俗易懂的文章，拍摄短时间效率高的动漫科普视频，让更多的人认识并参与其中。而另外一些APP如"美团""饿了吗"这样的订餐软件，也在人们的生活中扮演着重要的角色，可以和这些平台进行合作，投放广告，宣传公益，让餐厨垃圾的周边知识概念和治理意识可以慢慢地走进每个人的日常生活中，潜移默化地改变大家的思维方式，行为方式，人与人之间也能得到互相正向的影响，进而真正参与到餐厨垃圾治理，保护环境中来。①

2. 治理理念系统化

以往餐厨垃圾的治理重点关注于末端处理环节，而对于餐厨垃圾的源头处理和中间收运不重视。打通源头一收运一末端全面化是提升治理理念的关键，三个环节并不是单独分开独立运行的，而是环环相扣，步步递进的关系。只有在源头进行好分类收集，科学合理，及时高效的收运后末端处理才能真正实现最大化减排指标，并转化出最多的经济收益。

3. 充分利用市场的力量

随着我国社会主义市场经济的不断探索和完善，商业社会环境日趋成熟，以前政府做的事情越来越多由企业承担或合作了。企业作为市场的主体，具有天然的优势，比如企业对于市场环境的变化更具有敏感性，企业可以接受最新的信息，更愿意研发和采用新的科学技术来提升生产效率，企业更倾向于采用科学合理高效的管理模式来管控，企业更注重市场化和全球化。以上企业所具有的优势使得它可以在餐厨垃圾治理上扮演重要参与者，庞大的餐厨垃圾数量如果只是由政府来收运将会带来重大的负担，大量的企业由于餐厨垃圾具有的资源性更倾向于收集加工处理盈利，在收集运输处理各个环节企业都将发挥自己的优势，利用新的技术，建立起统一的信息平台，整合资源，根据市场的有效反馈不断更新技术和调整战略，形成良性的运营循环。不过企业也有自己的局限性，由于企业的逐利性，有时它也会做出一些只顾经济利益，忽视社会效益和环境效益的行为，这时候政府就要发挥其监督职能，引导相关企业主体的正确决策和行为，对于违反法律和规定的，要给予相应的处罚和警示。同时有些项目可能需要政府和民营资本，私营企业相互合作，取长

① 郑丽娜. 基于物质流方法的建筑废弃物产生特性与管理特征研究[D]. 深圳：深圳大学，2018.

补短例如建立 PPP 模式，采取公私合营的方式建设设施等。①

（二）完备治理环节

把握好源头处理、中间收运、末端处理每个环节的实施步骤和操作细节是治理餐厨垃圾的重点。每个环节的操作层面都要切实具体，严格把控设施标准，监督收运处理行为，最终使完备的三个环节无缝连接，形成治理系统，实现良好治理效果。

1. 做好源头减量分类工作

餐厨垃圾的源头处理作为治理环节的第一步，要加大力度落实。发达国家如美国和日本，在家庭和餐饮单位大量使用了餐厨垃圾处理机，能方便将菜头菜尾、油污残渣、鱼刺骨头、剩菜剩饭等餐厨垃圾研磨粉碎后从下水道排入城市排污系统，使餐厨垃圾在源头得到科学的处理。餐厨垃圾处理机的使用完成了减量化的指标，从而可以做到控制餐厨垃圾总量的效果，这直接有利于随后的中间收运和末端处理环节。我国大部分餐厨垃圾产生单位及家庭还尚未采用餐厨垃圾处理机，需要大力宣传其优势，对于购置的单位也可以给予一定的补贴优惠，呼吁广泛使用。在餐厨垃圾产生之初的源头就将其分类收集也影响着收运与处理的质量和效率。

首先，要向生产单位和广大居民强调餐厨垃圾分类回收的重要性，做到心理上重视。其次，科普餐厨垃圾如何识别类别和分类的方法，因为至今大量公众对生活垃圾的分类都模糊不清，更不用谈餐厨垃圾了。只有先真正能辨别各种各样的餐厨垃圾，才能真的谈分类回收。餐厨垃圾源头分类只依靠主体的自觉性是不够的，政府也要做好相应的监督工作，对于积极履行分类义务的单位及个人，可通过经济奖励和公开表扬的方式，带动更多人参与。违规者更要实行罚款等处罚方式，做到警示。

2. 搭建统一收运体系

科学化，信息化影响着各个行业的进展，与时俱进采用信息化平台管理也是餐厨垃圾收运符合时代趋势的表现。完善的系统的餐厨垃圾数据信息平台的建设决定着收运环节的信息收集反馈和收运效率。餐饮企业纷繁坐落，规模各异。通过建立统一的信息平台，餐厨垃圾收运单位时可以在收集的第一时间记录垃圾数量，汇总进行统计分析。利用视频技术可监控具体的餐厨垃圾分类收运情况，获得可视化的数据。信息平台可以通过 GPS 实时查看每一辆餐厨垃圾运输车辆行进的路线，监督收运车辆是否按时按量进行收运；根据不同地区的就餐人流量，产生垃圾数量分析得出各个地区垃圾运输任务，合理调配车队。信息平台还将综合收运的信息帮助企业和政府科学合理进行城市餐厨垃圾收运规划线路。

---

① ZHENG L, WU H, ZHANG H, et al.Characterizing the generation and flows of construction and demolition waste in China[J].Con str Build Mater, 2017, 136: 405-413.

随后更可以和处理单位合作，观测餐厨垃圾治理的成果，进一步改善技术与管理。

政府要监督收运企业是否具有资质，是否按照行业的规范和技术标准完成分类回收工作，企业使用的收运设施如车辆和垃圾桶能都达到安全卫生标准，有没有严格按照分类标准回收，有无把餐厨垃圾混合堆放的行为。

拾荒者作为一支重要的收运力量，得不到重视，甚至遭受歧视。长期以来，拾荒者在城市的街道中拾荒，节省了社会资源，避免浪费，间接促进了城市的环保工作。

3. 升级末端处理设施与技术

餐厨垃圾处理厂是末端处理的载体，建成处理设施，之前的源头分类收集，收运监督体系才能发挥应有的作用。城市要加强餐厨垃圾处理项目及设施的建设，推动建立管理体系。而餐厨垃圾处理厂建设难度存在难度，原因是餐厨垃圾处理设施的建设可能会引起附近居民的严重反对，居民担心餐厨垃圾的处理会危害到他们的身体健康和周边环境，带有强烈的抵抗情绪，易导致矛盾冲突。所以政府和企业在选址时充分征求附近民众的意见，可以通过开展听证会的方式邀请专家学者和居民进行听证，互相讨论交流，执行过程中的政府企业信息公开，尊重居民的切身利益，消除误解，最终形成政府、企业，居民的利益共同体，三者协作完成经济效益和环境效益的共赢。

餐厨垃圾处理技术是进行减量化、无害化、资源化的关键，传统的卫生填埋和垃圾焚烧方式处理不彻底，易造成二次污染。要借鉴发达国家成熟的餐厨垃圾处理技术进行升级改造，引进国外先进的管理模式与理念并结合本地的地域特点因地制宜改善，来达到现代的减量无害要求。

（三）健全治理制度

我国一直在推进"依法治国"战略，餐厨垃圾的治理同样要依托于健全的法律制度。面对散落于各项法律法规中的餐厨垃圾管理相关规定，目前急需统一的立法来给治理主体提供保障与依据，并与各地的法规形成综合系统。而针对现有餐厨垃圾收费、分类回收制度不合理的部分要加以改善。

1. 统一立法，各地结合实际制定法规

针对我国餐厨垃圾管理没有统一的立法的问题，首先我国要制定出国家统一的《餐厨垃圾管理条例》，条例中要明确规定餐厨垃圾的分类回收标准，收集运输以及末端处理的具体细则，对于餐饮单位和管理单位的法律责任更要加以明确，制定合理有效的奖惩制度，并同时要结合循环经济理论，以科学发展观为指导，注重餐厨垃圾的资源化利用。制定出这样的基本法律，才能在其的指导下进一步根据各地的不同状况制定更加详实的地方性法规。

我国地大物博，民族众多且分散，由于文化的差异各个地方在饮食习惯上也有着较大的不同，进而导致各地的餐厨垃圾的成分的含量也不尽相同。各地要遵照国家制定的《餐厨垃圾管理条例》，贯彻《条例》法律精神的基础上，结合本地的餐厨垃圾管理现状制定地方的管理法律法规的细则。只有这样管理餐厨垃圾的法律才能够有效地形成一个统一的系统，国家层面有一套综合性的基本法律法规，在这样的法规的指导下地方制定根据地区具体状况的地方性法规，才能使我国的餐厨垃圾法律系统真正完整体系。最后，对于现行的有关餐厨垃圾的法律法规要加以完善，如《固体废弃物防治污染》《中华人民共和国环境经济促进法》《食品安全法》等法律法规中有关餐厨垃圾的源头处理、收运细节、监督管理等都要进一步明确并加强执行。

2. 合理制定餐厨垃圾收费制度

我国目前采用"谁生产，谁付费"的原则向餐厨垃圾生产单位来征收餐厨垃圾处置费用，但现实中餐厨垃圾生产单位往往为了逃避费用，虚报产量甚至将其卖给不法商贩以赚取利益，这样的收费制度实施起来困难重重。就目前餐饮单位普遍的意识水平来说，这种收费制度设计也不合理。在进一步设计并完善餐厨垃圾收费制度时要充分考虑到垃圾的资源属性，可以考虑收运处理单位向产生单位付费收集的形式，初期由政府财政补贴收运单位，随着收运处理单位盈利规模不断扩大后再使其自负盈亏。采取此种收费模式可以大大减轻垃圾收集时遇到的阻力，生产单位既可以由正规途径收集餐厨垃圾而获得经济效益，又能为环保做出贡献，积极性会大幅提高。此外可以学习西方国家先进的管理经验，对于产生单位处理的餐厨垃圾实行"绿色认证"。此外，如果继续采用生产者付费的餐厨垃圾收费制度，对于生产和收集达到标准的生产单位还可以通过"返还处置费"的方式鼓励其实施减量化。同时还可以建立餐厨垃圾处理费转移支付的形式来提高运营处理单位的积极性。也可以利用税收杠杆通过减免税收的方式鼓励处置单位，实行产品认证。①

3. 强化分类回收制度可操作性

我国虽然已经建立了《固体废弃物防治法》与《城市餐厨垃圾处理及防治环境污染管理办法》，但是其中的分类办法过于原则化，实施细节较少，可操作性差。要进一步细化管理细节，如厨余垃圾和废弃食用油脂在成分与再利用上存在着明显的差别，厨余垃圾多用于有机肥料，废弃食用油脂则多用于生物燃料。为实现二者资源化的利用，应对二者的分类做出具体的界定，并且应该详细规定用于二者的垃圾袋、垃圾桶及回收工具。目前的垃圾分类回收过于粗略和笼统，小区等区域只设有可回收和不可回收的垃圾桶，对于居民和产生单位，要制定相应的可操作的细则，在公共区域内建立分类回收的基础设施，引导大众养成分类回收的习惯。

---

① 余毅.第3届全国建筑垃圾资源化经验交流会暨新技术、新产品、新装备及项目现场观摩会研讨课题[R].郑州，2016.

建立奖惩措施也是推进分类回收制度建设的重要环节，对于按时并高质量完成收集分类的餐饮单位，可以给予经济上的奖励或者政策上的优惠。而未能完成自身工作的主体，要适当地给予金钱的处罚，严重的甚至可以取消其营业资格，以此监督并促进分类回收工作。而对于居民，也要逐步纳入奖惩机制，保障餐厨垃圾分类回收的效果。

（四）完善治理主体

解决好城市餐厨垃圾管理问题有赖于多元主体共同参与，从而形成网络化系统。只有弥补了缺位的主体，让每个治理主体都发挥出最大的治理功效，才能使主体与主体之间协同管理，组合形成更大的力量。

1. 补全治理主体

治理餐厨垃圾问题需要政府、市场、公众等主体多云参与，分别根据自己的优势承担相应的责任与义务。政府要改变以往自己的"唯一主体"角色和心态，更多的是制定指导性的政策法规，给予市场充分的自由，有效监督市场行为，引导大众转变治理理念，协调各主体合作。随着市场化和全球化的逐步加深，"看不见的手"在餐厨垃圾治理上继续发挥巨大的作用，企业把自己的技术和管理优势应用于餐厨垃圾的收集运输与处理，建立餐厨垃圾处理设施，完成餐厨垃圾的加工与再生产环节，进而优化资源重新投入市场配置。公民要提升自身环保觉悟，自觉分类回收，同时监督企业和政府在参与治理餐厨垃圾中所存在的问题，加以指正。城市间还散布着拾荒者，他们将垃圾收捡起到再回收利用的作用。而针对餐厨垃圾治理的理论与政策，可以召开学术报告和专家座谈会，吸收社会各界的经验和建议。

2. 聚合系统网络，增强主体互动

多元主体的参与治理并不是分开行动的，而是互相配合协作成为系统网络。政府要作为全局的掌控着，把握治理的大方向。在横向上，政府要了解企业的需要，提供优惠的政策，帮助企业拓宽市场，完善基础设施。对于公众，政府要提高公众治理意识，加大公众治理参与度；更要充分保护民众的切身利益，不能因治理餐厨垃圾而损害公众利益。在纵向上，政府必须要理清治理的职责。当前餐厨垃圾的管理涉及环卫、城管、公安、食品药品监管、畜牧、教育、物价等多个部门，政府要明确规定清楚每个部门的责任和权利，避免各个部门互相推诿责任，多头管理，空头管理。划清职责后更要建立各部门联动机制，管理与执法部门要形成长效的合作机制，对餐厨垃圾中的诸如非法产业链条问题加大监督打击力度；聚合部门资源，综合利用行政、法律、经济、科学与技术等手段，内部召开餐厨垃圾治理会议，及时交流反馈，共同做好管理工作。企业除去更新技术，科学管理自身运营外，也要积极解读并支持政府的政策理念，关于行业的发展要和政府及专家学者沟

通，担当好餐厨垃圾治理实践者的角色。公民承担分类回收责任的同时，作为监督主体要监督企业与政府的活动。大众传媒负责报道治理餐厨垃圾的新闻，通过媒体的力量宣传普及相关知识，纠正企业的违法违规或政府的"缺位、错位、越位"行为。政府、企业、公民与传媒等主体之间建立平等合作，协调发展的关系，利用彼此的资源联合组织成为一个协同的系统网络，通过网络化互动合作，培养共同的价值观，进而解决出现的问题。

（五）优化治理手段

治理城市餐厨垃圾问题需要利用具体的手段，管理制度和实施措施要细化到餐饮单位，使其建立起行之有效的规章制度。同时利用好新兴技术手段，用新媒体的力量增进公众治理理念与参与度。

1.餐饮单位设立管理制度

对于餐饮单位的工作人员进行专门的餐厨垃圾相关知识和管理理念的培训是十分必要的，加强餐厨垃圾重要性的宣传工作，正确认识餐厨垃圾管理规定，强化他们的法律意识，增强治理理念，认同治理主体身份都将有力改善餐厨单位管理状况。同时还要设立餐饮单位管理制度，设立专门的餐厨垃圾管理人员进行责任化，规范化的管理。对餐厨垃圾产生单位要普及台账制度，台账制度的设置可以有效监管餐厨垃圾的生产环节，收运环节以及处理环节，台账应该包括餐厨垃圾处理的时间、产出量、处理方式及用途、处置时单位负责人或起制定人的签名、流向及用途、餐厨垃圾产生单位登记记录人和单位或个人餐厨垃圾收运者的签名，并盖印餐厨垃圾生产单位的印章。相关餐厨垃圾的信息和数据可以透过收运的台账一目了然，这些数据也可以汇入统一的餐厨垃圾处理信息监管平台，进而可以通过对数据信息的分析，便于后续的处理，从而优化餐厨垃圾的管理模式，提高餐厨垃圾处理效率。

2.新兴技术媒体增进公众参与

餐厨垃圾的治理需要整个社会的通力协作配合，仅靠单点技术或者政府企业等主体并不能完成所有的治理工作。近年来，信息网络技术迅猛发展，互联网技术将实现万物互联，利用新兴的技术和媒体可以解决以往多方主体的信息不对称问题，破除信息壁垒，增强各治理主体之间的互动，还能有效降低政府的监管难度及成本。例如政府部门可以建立餐厨垃圾管理专门的手机APP，民众可以在APP上了解餐厨垃圾的相关信息知识，更可以把APP当做一个投诉举报的平台对违规收运处理的单位进行举报；而政府也可以利用APP对于有效举报的居民进行奖励，如发放优惠券或者减免餐厨垃圾处理费用等，实行良性的互动。手机APP还会产生大量的数据信息，通过时下的大数据信息结合其他的技术手段应用于餐厨垃圾管理，将会更加科技化和全面化。另外，还可以利用"美团""大众点评"等平台和餐饮企业建立起互动反馈关系，对于餐品质量良好且同时又高效处理餐厨垃圾的餐饮单位，平台可以予以标识认证，更多的消费者则会倾向于在有认证的餐饮单位点餐，这样餐饮企业得到经济利益的扩大，更加注重餐厨垃圾的管理。再如可以通过建立微信公众号的形式将餐厨垃圾行业进一步信息化，透明化，加强公众参与，最终形成多方主体共同治理的局面，破解餐厨垃圾治理难题。

3.建立申报分类备案制度

餐厨垃圾生产单位要及时建立起餐厨垃圾申报制度，明确自身的污染责任，确定产生的餐厨垃圾是委托专业资质单位进行处理还是自行处理。管理主体要对申报情况进行核查，检查餐饮单位是否存在谎报，漏报的行为，如果存在实施相应的惩罚措施。餐厨垃圾的收运处理单位要实行严格的分类备案制度，要求所有的单位一定要备案，如果没有备案的取消其资质。备案登记表中应该详细记录餐厨垃圾的类别，是属于餐饮服务行业还是食品加工行业等、单位的名称地址、负责人联系方式、厨余垃圾和废弃食用油脂的日产量等。政府部门要监督全程的分类收集，收运处理并对收运处理单位定期审核。餐厨垃圾申报，分类登记制度的建立，也可以使政府部门可以更好评估餐厨垃圾处理项目的建立，已有的项目也可以进行有效监督。

第二节　建筑垃圾管理

建筑垃圾，是指建设单位、施工单位新建、改建、扩建和拆除各类建筑物、构筑物、管网等以及居民装饰装修房屋过程中所产生的弃土、弃料及其他废弃物。从建筑垃圾的产生情况看，我国尚未在国家、省份或城市尺度建立相关的报告和统计制度。根据《中国资源综合利用年度报告（2014）》的粗略估计,2013 年，我国建筑垃圾产生量超过 10 亿吨（不含建筑装修垃圾和余泥渣土），绝大部分的建筑垃圾以填埋或简易堆置方式进行处置。而郑丽娜等运用面积估算法获得我国 2015 年建筑垃圾（不含余泥渣土）产生总量约为20~30 亿吨，且呈快速增长趋势，年均增长率约为 10%~15%。而建筑物拆除产生的垃圾占比最大，约为产生总量的 77%，装修垃圾约占9%，新建建筑垃圾约占14%。按区域分，我国华东、华中和华南地区建筑垃圾产生量较大，约占全国建筑垃圾产生总量的78%[2]。

在资源化利用方面，建筑垃圾中的铝材、钢筋等因具有较高资源化价值，资源回收率较高，一般超过 95%；但砖石混凝土等低附加值建筑垃圾的资源化率极低，利用水平不高，主要以生产再生骨料等低端建材为主，主要用于路基材料或回填处置。

在综合处置方面，据初步统计我国建筑垃圾堆填或处理厂约 1000 座，其中建筑垃圾消纳场（填埋场）约 800 座，固定式资源化利用和填埋处置综合处理厂约 200 座，且消纳场以简易堆填为主。在大多数城市周边，建筑垃圾随意堆放或临时堆置的现象较为普遍。

一、建筑垃圾管理工作基础

（一）法律法规要求

《中华人民共和国循环经济促进法》（主席令 2008 年第 4 号）规定，对工程施工中产生的建筑废物进行综合利用。不具备综合利用条件的，建设单位应当委托具备条件的生产经营单位开展综合利用或者无害化处置；省、自治区、直辖市政府部门可以根据本地区经济社会发展状况实行垃圾排放收费制度；国家实行有利于循环经济发展的政府采购政策。

《资源综合利用产品和劳务增值税优惠目录》（财税 [2015]78 号）规定，建（构）筑废物（建筑砂石骨料）产品原料 90% 以上来自所列资源、产品以建（构）筑废物为原料的且符合《混凝土和砂浆用再生细骨料》（GB/T25176—2010）或《混凝土用再生粗骨料》（GB/T25177—2010）的技术要求、以煤研石为原料的且符合《建设用卵石、碎石》（GB/T 14685—2011）或《建设用砂》（GB/T 14684—2011）规定的技术要求，退税比例 50%。

《循环经济发展战略及近期行动计划》（国发 [2013]5 号）指出，要"推进建筑废物资源化利用。鼓励建筑废物集中处理、分级利用，生产高性能再生混凝土、混凝土砌块等建材产品。因地制宜建设建筑废物资源化利用和处理基地。"

《2015 年循环经济推进计划》（发改环资 [2015]769 号）中对深入实施绿色建筑行动做了明确要求，重点推进建筑垃圾资源化利用，开展建筑垃圾管理和资源化利用试点省建设工作。

（二）法规及政策措施现状分析

我国建筑垃圾管理主要依据《城市建筑垃圾管理规定》（建设部令 [2015] 第 139 号），其中规定：建筑垃圾处置实行谁产生、谁承担处置责任和减量化、资源化、无害化的原则，鼓励建筑垃圾综合利用，鼓励建设单位、施工单位优先采用建筑垃圾综合利用产品。国务院原建设主管部门负责全国城市建筑垃圾的管理工作；省、自治区原建设主管部门负责本行政区域内城市建筑垃圾的管理工作；城市人民政府原市容环境卫生主管部门负责本行政区域内建筑垃圾的管理工作。

l. 产生及收集

根据《城市建筑垃圾管理规定》有关要求，任何单位和个人不得将危险废物混入建筑垃圾，不得将建筑垃圾混入生活垃圾，不得擅自设立弃置场受纳建筑垃圾 [13]。居民应当将装修装饰房屋过程中产生的建筑垃圾与生活垃圾分别收集，并堆放到指定地点。建筑垃圾中转站的设置位置应当方便居民。

同时，《绿色施工导则》（建质 [2007]223 号）对施工过程（新建）建筑垃圾的管理提出了具体要求，包括：①制定建筑垃圾减量计划，如住宅建筑，每万平方米的建筑垃圾产生量不宜超过 400 吨；②加强建筑垃圾的回收再利用，鼓励建筑垃圾的再利用和回收率达到 30%，建筑物拆除产生废弃物的再利用和回收率大于 40%。对于土石方类、碎石类建筑垃圾，可采用铺路、地基填埋等方式提高再利用率，力争再利用率大于 50%；③施工现场生活区采用封闭式垃圾容器，施工场地生活垃圾实行袋装处理，及时清运。对建筑垃圾进行分类，并收集到现场封闭式垃圾站，集中运出。《绿色建筑评价标准》（GB/T50378—2019）要求制定并实施施工建筑废弃物减量化、资源化计划，包括：①制定施工废弃物减量化、资源化计划；②满足每 10000m² 建筑面积的施工固体废弃物排放量要求；③可回收施工废弃物的回收率不小于 80%。环境管理要求垃圾实行分类收集和处理：①可回收垃圾的回收比例达到 90%；②垃圾分类收集率达到 90%；③对有害垃圾进行单独收集和合理处置；④对可生物降解垃圾进行单独收集和合理处置。

2. 申报及运输

《城市建筑垃圾管理规定》要求：施工单位不得将建筑垃圾交给个人或者未经核准从事建筑垃圾运输的单位运输；处置建筑垃圾的单位在运输时，应当随车携带建筑垃圾处置核准文件，按照城市人民政府有关部门规定的时间、运输路线运行，不得丢弃、遗撒建筑垃圾，不得超出核准范围承运建筑垃圾。

3. 处置及收费

《城市建筑垃圾管理规定》要求：①城市人民政府原市容环境卫生主管部门应当根据城市内的工程施工情况，制定建筑垃圾处置计划，合理安排各类建设工程需要回填的建筑垃圾；②处置建筑垃圾的单位，应当向城市人民政府原市容环境卫生主管部门提出申请，获得城市建筑垃圾处置核准后，方可处置。国家禁止涂改、倒卖、出借、出租或者以其他形式非法转让城市建筑垃圾处置核准文件；③建筑垃圾储运消纳场不得受纳生活垃圾、工业垃圾和有毒有害垃圾；④任何单位和个人不得随意抛撒、倾倒或者堆放建筑垃圾；⑤建筑垃圾处置实行收费制度，收费标准依据国家相关规定执行。

北京市住房和城乡建设委员会发布了《北京市住房和城乡建设委员会关于建筑垃圾运输处置费用单独列项计价的通知》（京建法 [2015]27 号）对建筑垃圾运输处置费用的内容进行了界定，并将其分为渣土运输和消纳、弃土（石）方运输和消纳、施工垃圾运输和消纳三大类别，分别对其详细内容和计价方法进行了具体规定。该通知充分考虑设计、招投标和结算等各阶段的计价需要，从工程量、要素价格和费用税金计取三方面，对各阶段建筑垃圾运输处置费用单独列项计价作出了具体要求，明确规定发承包双方宜在施工合同中约定建筑垃圾运输处置费用的结算方法。

河南省许昌市对建筑垃圾非法流失、非法处置管理实行"四统一"管理，即统一审批、统一收费、统一清运、统一利用。产生建筑垃圾的个人和单位申请办理《城市建筑垃圾处置许可证》《建筑垃圾运输许可证》，由清运企业统一将建筑垃圾运输到处置场地。建立巡查制度，对重点区域实行严格监控，依法严查建筑垃圾运输车辆违规清运、超高超载、私拉乱运、不封闭运输、抛撒污染等违法行为。

4. 资源化利用

中央机构编制委员会办公室于 2010 年在《关于建筑垃圾资源化再利用部门职责分工的通知》（中央编办发 [2010]106 号）明确住房和城乡建设部为建筑垃圾资源化再利用的主管部门，并明确规定了国家发展改革委、工业和信息化部、生态环境部、科技部、财政部、国家税务总局等各部门的职责，但截至目前政策落实缓慢，尤其在地方政府层面建筑垃圾资源化利用管理涉及住房和城乡建设、发展和改革、财政、生态环境、工业和信息化、公安、交通运输、自然资源等多个管理部门，且各城市的管理部门不一，多头管理问题突出，缺少有效的管理协调关系。例如，北京市曾有市政相关的 31 个部门涉及建筑垃圾管理工作，使得"十二五"规划中提及的关于建筑垃圾资源化利用项目至今没有完成。

河南省发布《关于加强城市建筑垃圾管理促进资源化利用的意见》（豫政 [2015]39 号）规定：一是加快建筑垃圾资源化利用设施建设；二是完善建筑垃圾再生利用技术体系；三是加大政策扶持力度；四是加强建筑垃圾再生产品推广应用；五是加快建筑垃圾再生利用装备研发；六是推进建筑垃圾再生产品集聚化发展。

（三）建筑垃圾管控试点示范情况

我国各地住房和城乡建设、生态环境等管理部门，积极开展建筑垃圾管理探索。例如，吉林省住房和城乡建设厅印发《吉林省"建筑垃圾管理与资源化利用试点省"工作实施方案》规定了吉林省建筑垃圾管理与资源化利用的基本原则是：源头减量、综合利用；统筹兼顾、协调推进；政府引导、市场推动；示范引领、稳步推进。在工作目标方面，提出到 2015 年末，建筑垃圾综合利用试点市（县）建筑垃圾综合利用率达 60%，用于生产建筑材料的建筑垃圾使用量占全部建筑垃圾总量的 20% 以上；其他各市县的建筑垃圾综合利用率达到 30%。在保障措施方面，提出加快地方立法，编制"十三五"规划，加强综合监管，推进源头管理，扩大试点示范，实施科技创新，加大推广应用力度，加快推进PPP（Public-Private-P artnership）等特许经营模式，加强宣教培训与督察。

二、建筑垃圾管理存在的问题

我国建筑垃圾收集、分类、运输、利用、处置的全过程监管体系尚未建立，在源头管理、资源化利用、处置等方面存在较多问题。

在法律法规体系上面，主要在管理的层级方面，国家和地方没有很好地衔接。在国家层面，从上位法到具体的规章制度不够完善，对地方的约束力不够，并缺乏执行力和指导价值，需要参考大气或水污染治理的管理经验。建筑垃圾地方主体责任更大。国家层面需要提出要求，地方要具体落实，因地制宜。

（一）监管主体不统一，统筹协调难度大

地方层面建筑垃圾产生环节多头管理情况普遍，地方建筑垃圾的管理部门涉及住房和城乡建设、发展和改革、财政、生态环境、工业和信息化、公安、交通运输、自然资源等多个部门，管理协调难度大、工作效率低。如住房和城乡建设部门关注减量，生态环境管理部门关注扬尘污染和堆填处置风险和安全，交通运输部门关注渣土车和路线管控。由此可见，缺乏多源目标合一的综合管理。

（二）建筑垃圾源头管理措施薄弱，产生量难以控制

一是缺乏建筑垃圾统计制度，申报制度落实不力，建筑垃圾管理底数不清。我国现行统计制度没有建筑垃圾产生量、利用处置量等统计指标，也未形成规范统计方法，仅有深圳和上海等少数城市在官方统计报告中对建筑垃圾的产生量有粗略估算数据。各地对建筑垃圾申报制度执行落实不力，建筑垃圾实际产生情况不清，大量建筑垃圾游离于监管之外。二是绿色建筑、绿色施工发展相对滞后，建筑垃圾产生量巨大。根据河北省《关于推动我省建筑工程绿色施工的意见》，2016 年河北省开展绿色施工项目占在建工程项目比例仅为 10%。由于绿色施工、绿色建筑发展滞后，我国在建筑施工、拆迁等过程中建筑垃圾产生量巨大，部分地区超出消纳能力，渣土围城现象普遍。同时，建筑垃圾的源头收集分类程度不高，拆除过程中混入了木材、泥土、轻物质等杂物，收集后再分拣，分类效率低、成本高。最主要还是快速城市化，特别是在城市旧改、更新和城中村拆除等大规模的城市规划和建设过程中建筑垃圾管理面临巨大挑战。

（三）处置收费机制不完善，消纳处置能力建设滞后

目前，各地规范化的建筑垃圾消纳场建设普遍滞后于建筑垃圾产生量快速增长，现有消纳场数量、容量等均不能满足各地建筑垃圾处置需求。建筑垃圾处置收费机制不完善，目前明确规定征收建筑垃圾处置费的地区不足 1/10，60% 以上的收费在 5 元 / 吨以下。一方面在缺乏源头申报统计制度和收费保障机制的情况下，违法倾倒成本极低，大量建筑垃

圾被随意倾倒丢弃；另一方面建筑垃圾收费与处置成本不匹配，处置费用拨付机制不完善，处置单位难以及时足额获得处置费用，设施运行难以保障。

（四）资源化利用技术标准规范缺失，产业发展滞后

我国尚未建立建筑垃圾利用产品的标准规范，建筑垃圾再生利用制品相关的质量标准、产品检测不足，导致市场对建筑垃圾生产的再生产品认可度不高，因此其资源化利用进展缓慢。再生骨料或建材制品产品生产成本相对于天然骨料或原生建材成本较高，产品缺乏市场竞争力，已建成的建筑垃圾资源化利用企业多数处于亏损或微利状态。

三、建筑垃圾资源化利用全过程规划策略

（一）建立建筑垃圾资源化利用全流程规划框架

I.规划理念更新

（1）重视源头减量。建筑垃圾资源化监督管理急需更新管理理念，坚持规划引导，加强宏观层面的规划管控与引领，遵循生态城市、绿色城市、海绵城市及无废城市的建设要求，提高建筑垃圾源头精准管控能力。提高建筑垃圾协同治理能力，培养各主体间合作意识，构建建筑垃圾全过程管控体系，通过加强与住建部、交通、环保局、规划局、市政等部门的信息互通和交流，提高建筑垃圾精准管控、规范运输、综合处理等环节的协同治理能力，并且继续完善城市联合执法制度。

（2）全生命周期的循环利用。对建筑垃圾进行有效的回收再加工是提高建筑垃圾资源化利用水平的主要方式之一。从建筑垃圾对环境影响层面考虑，建筑垃圾在建筑工程的全生命周期内（产生、清运、循环利用及处置）都会对城市环境产生或多或少的影响；从经济发展角度看，建筑垃圾综合利用率的提高不是一蹴而就的，需要非常充足的前期调研与策划工作，包括建筑垃圾源头控制和制定建筑垃圾资源化利用规划，推动建筑垃圾的再生利用，并提高建筑垃圾再生产品质量；从行政管理方面看，从建筑垃圾产生到处理全过程管控，构建智慧化平台，不但能提高建筑垃圾监管能力，有效控制违法行为产生，并且还能大大提高行政部门的办公效率。

（3）智慧化监管。利用互联网+、大数据、云计算、LBS服务等先进技术，对建筑垃圾产生、收运、转运、消纳、资源化处理及利用等环节进行的智能化监督管理，实现建筑垃圾全过程、全方面、全时段且具有系统性的数字化管控。实时了解建筑垃圾消纳与综合处理与利用等环节的情况，为建筑垃圾管理部门提供综合全面的管控基础，实现数据的互通共享，提高管理部门工作效率，确保建筑垃圾全过程安全、规范。进一步提高建筑垃圾管控能力，促进建筑垃圾源头减量和资源化处理与利用。

2. 规划目标

进一步加强建筑垃圾的资源化和综合利用各环节之间的关联性。在建筑垃圾产生之前对既有的建筑物进行成分分析，明确各种成分的建筑垃圾来源和最终去向，有效控制和降低建筑垃圾被违法收集和处置的现象；加快建设源头分类、规范有序、安全卫生、完整可控的房屋建筑垃圾收运管理系统；提高建筑垃圾综合利用的管理水平，逐步形成市域统筹、布局合理、科学技术先进、资源能够被有效利用的建筑垃圾处理体系；促进我国形成一个链条完整，环境友好，良性发展的建筑垃圾循环产业模式。着力建设建筑垃圾全过程环境保护与安全卫生管控机制，实现了对建筑废物处理由产生、资源化再利用全过程的信息化、智能化的控制与管理。通过进行科学规划和系统建设，最终形成了科学合理的城市建筑垃圾综合利用治理体系，实现了城市建筑垃圾资源化综合利用与科学处置，大幅度地提升城市建筑垃圾资源化的利用与安全处置水平，促进城市人居环境品质的全面提高，推进建筑垃圾综合利用试点城市的建设，推动"无废城市"建设。

（二）建筑垃圾事前评估与策划

1. 既有建筑拆除前的现状评估

（1）事前评估技术路线。对城市或地区的既有建筑进行事前评估分析，即在建筑物还在使用期限内对其进行分析评价，通过建筑使用寿命分析，确定在城市或地区既有建筑中，可能需要全部拆除、更新改造、功能置换或者继续使用的建筑，并分析其可能产生的建筑垃圾，对这些建筑垃圾按是否可回收利用进行分类，明确其具体去向，并归类，统计记入电子档案库，在建筑物进行拆除时，按预测的建筑垃圾去向进行回收处理，从而提高建筑垃圾资源化利用率，减少建筑拆除中因用途不明确而未进行规范处置导致的资源浪费和环境污染问题。具体的评估路线如图 6-1 所示。

（2）依据建筑年代划分既有建筑。以《建筑结构可靠度设计统一标准（GB50068—2018）》中的建筑设计使用年限为依据，即分为临时性建筑、可替换建筑构件的建筑物、一般建筑物和构筑物、有纪念价值的建筑物或者包含有重要意义建筑结构的建筑物四个大类，再进行建筑设计时，建设单位若无其他设计要求，其建筑使用年限按如下要求设计：

其中临时性建筑采用易拆卸建筑材料，使用年限最高为 5 年；可替换建筑构件的建筑物的使用年限为 25 年，一般建筑物和构筑物的使用年限为 50 年，有纪念价值的建筑物或者包含有重要意义建筑结构的建筑物，使用年限为 100 年。

根据一般建筑物和构筑物建筑设计使用年限 50 年的基准，按 10 年一个阶段，对城市范围内建筑物、构筑物的建筑质量进行划分。通过建筑历史影像地图可以得到城市 1971—2021 年间的建筑使用寿命分布图。通过建筑使用寿命分析图可以得到在城市既有建筑中哪些建筑需要拆除、改建或重建，由此可能产生拆除垃圾，对其可能产生的建筑垃圾进行事前评估预测。

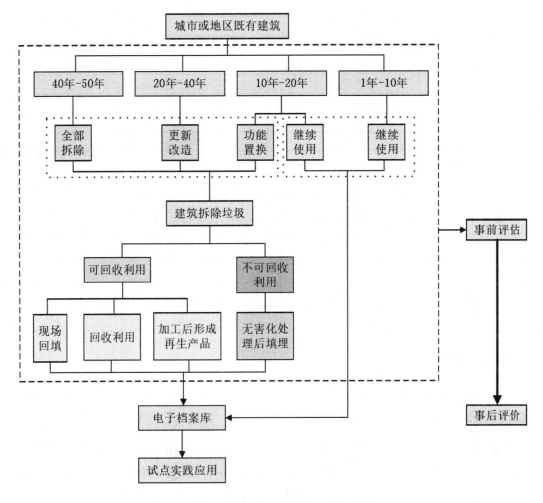

图 6-1　建筑拆除垃圾事前评估技术路线图

通过分析可得建筑寿命在 40~50 年间（即 1971—1980 年）的建筑即将需要拆除重建，建筑寿命在 20~40 年间（1981—2000 年）的建筑需要更新改造，建筑寿命在 10~20 年间（2001—2010 年）的部分建筑可能需要更新改造，建筑寿命在 1~10（2011—2021）年间的寿命暂时不需要更新改造。

（3）不同建筑年代建筑产生建筑垃圾分析。通过对城市建筑物、构筑物的使用寿命分析，从中提取城市既有建筑中可能需要拆除、重建或改建的建筑，对其进行建筑结构分析，通过资料分析可得，我国建筑结构主要分为混合结构、砖木结构、钢结构、钢筋混凝土结构四种，这四种结构可能产生的建筑垃圾成分和建筑垃圾产生率系数如下表所示（见表 6-1，6-2），通过得到不同结构中拆除建筑的面积，从而得到可能产生的建筑垃圾成分和产生量。

表 6-1 我国不同建筑结构单位面积拆除垃圾产生量一览表

房屋类型	建筑结构	单位面积拆除垃圾产生量（t/m²）
民用建筑	砖木结构	0.8
	砖混结构	0.9
	钢筋混凝土结构	1
	钢结构	0.2
工业厂房	砖木结构	0.4
	砖混结构	0.45
	钢筋混凝土结构	0.5
	钢结构	0.2

表 6-2 我国不同建筑结构拆除垃圾产率系数一览表（单位：kg/m²）

分类	废钢	废混凝土砂石	废砖	废玻璃	可燃废物	总计
混合结构	13.8	894.3	400.8	1.7	25	13355
砖木结构	1.4	482.2	384.1	1.8	37.2	906.7
钢结构	29.2	651.3	217.1	2.6	7.9	908.1
钢混结构	18	1484.7	233.8	1.7	25	1773.1

2. 建筑垃圾资源规划策划

（1）科学制定长远规划。在现实生活中，由于缺乏长远规划，经常会发生建筑物或构筑物还未到使用年限，就被重新规划、拆除的情况，这种短命建筑是导致大量建筑垃圾的产生原因之一。这就要求在进行城市规划时，要发挥规划的前瞻性，对城市土地利用进行全方位分析评估，充分分析和考察规划范围内的经济、文化、交通、人口、基础设施建设等要素的发展状况并加以预测，对于现阶段城市建设或发展条件不成熟以及土地使用不明确的情况不盲目开发建设，在规划中可适当留白，应对未来城市规划发展中土地需求量、使用性质和功能上可能发生的变化，使得城市各相关要素同步发展且相互促进，推动城市建设发展与环境承载能力相协调，并且近期规划与远期规划发展方向相一致，从而推动无废城市和生态城市建设，避免城市大拆大建，有效减少短命建筑，从源头减少建筑垃圾产生，推动城市可持续发展。

建筑物实行耐久性设计。拆除垃圾是城市建筑垃圾的主要来源之一，而老旧建筑物拆除会产生拆除垃圾。一般以建筑物老化程度来决定是否拆除，现阶段，在我国城市发展过程中在未满建筑寿命周期时已无法继续使用，必须拆除新建，导致产生过量的拆除垃圾。因此，在建筑设计时应尽可能选取可持续建材，使建筑尽可能的达到最大使用年限，从源头消减建筑垃圾。

（2）建筑垃圾资源化利用规划与法定规划体系的衔接。将城市建筑垃圾治理专项规划纳入国土空间规划体系，从宏观到微观各个层面对城市建筑垃圾治理工作进行引导和管控(见图6-2)。市级建筑垃圾治理规划要求对全市建筑垃圾治理工作进行统筹安排，包括建筑垃圾源头分类、收运体系、处理模式、处理设施的规模和布局及资源化利用方式等内容，从而指导区级城市建筑垃圾治理工作。区级建筑垃圾统筹规划是以建筑垃圾减量化为切入点、对接上位规划为要求的区综合类规划。该规划需要以国土空间总体规划、市建筑垃圾治理专项规划等上位规划为依据，又要落实城市"十四五"规划、市政、环卫等专项规划的相关内容。作为区级层面建筑垃圾治理规划层次，搭建了从总体规划层面、建筑垃圾治理专项规划向详细规划层面的传导平台。对于重点区域或建筑垃圾产生量较为集中的地区，为更好地控制建筑垃圾产生量，促进地区性的建筑垃圾无害化处理以及建筑垃圾资源化利用最大化，还应增加片区建筑垃圾统筹规划，构建"市—区—街道"的三级管控体系。

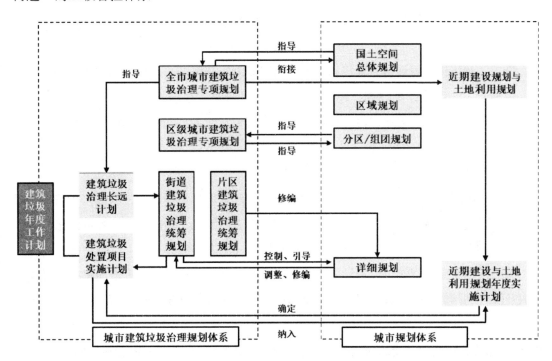

图6-2 建筑垃圾治理体系与城市规划体系对接图

国土空间总体规划阶段：

第一，确定目标。根据城市社会经济发展水平、建筑垃圾产生量和设施处理能力，应当把建筑垃圾综合利用率、无害化处理率等指标纳入国土空间总体规划的城市发展目标中，在总体规划层面对建筑垃圾资源化利用提出管控要求。

第二，确保用地合法性。通过城市国土空间总体规划确定建筑垃圾处理设施用地的合法性，保证建筑垃圾处理设施的用地需求。建筑垃圾治理专项规划中设施用地与国土空间规划用途相对应，弃土场和建筑垃圾填埋场为公用设施用地，建筑垃圾资源化利用设施为工业用地，转运站为临时用地、不列入建设用地。

第三，统筹设施布局。通过城市国土空间总体规划将建筑垃圾填埋场和资源化利用设施纳入城市市政基础设施中，并作为重点考虑对象。从宏观层面对建筑垃圾转运站、建筑垃圾消纳场、建筑垃圾资源化利用厂等设施进行长远规划，对这些设施的现状情况进行调查分析，并预测其发展需求，统筹全局，确定设施服务需求的空间分布、辐射半径和范围，从而提高这些设施服务能力和服务质量。为编制城市建筑垃圾治理专项规划提供依据，将建筑垃圾源头减量工作落实到空间规划及空间管控上，推动城市可持续发展。

分区规划层面：

第一，细化和落实总体规划要求。根据各区建筑垃圾治理的实际情况，在分区规划层面对城市总体规划提出的建筑垃圾治理目标、控制指标和工作安排进行落实和细化。在统筹各区建筑垃圾收运现状、处理现状、管理现状等各方面要素及上位规划和其他相关专项规划的基础上，综合考虑各区在规划期内建筑垃圾收运设施及处理设施布局、规模、综合利用模式。

第二，对接详细规划与专项规划。各区明确规划实施路径、近期、远期工作安排等内容，为制定下一层次详细规划、建筑垃圾治理专项规划提供依据。以城市总体规划为基础，进一步明确建筑垃圾处理设施用地、布局、规模及数量，以便与详细规划及分区建筑垃圾治理专项规划更好的衔接。

详细规划阶段：

第一，细化控制指标。以城市总体规划提出的建筑垃圾治理目标为依据，在城市详细规划中从近期和远期两个方面对建筑垃圾控制指标进行细化，增加建筑垃圾资源化利用率和无害化处理率、建筑垃圾收集率等相关控制指标（见表 6-3）。

第二，尽快完善建筑垃圾资源化相关内容。建议在城市详细规划中增加建筑垃圾源头消减及综合利用的相关内容，对规划地块内的建筑和工程建设量与拆迁量进行分析，提出合理的建筑垃圾循环利用规定，细化提出具有可实施性的建筑垃圾再生利用指标体系，将建筑垃圾综合利用设施和消纳设施纳入城市黄线管控范围中，根据规划地块实际情况，分级、分区划定城市黄线，加强城市黄线对建筑垃圾处理设施、资源化利用设施及建筑垃圾消纳场的空间管控，落实城市黄线空间管理的相关内容，指导城市建筑垃圾综合利用规划。

第三，加强绿色建筑设计引导。在城市设计中，遵循城市绿色发展和可持续发展理念，在进行建筑设计中，最好能就地取材，尽可能选择具有耐久性和能循环使用的建筑材料，并大力推广装配式建筑的应用，减少建材的消耗，最大限度的避免资源浪费；同时在建筑全寿命周期内，对规划和设计中的各类影响因素进行统筹考虑，在绿色建筑评价体系中加入建筑垃圾资源化利用的相关评价因素及指标，在绿色建筑评价时将是否使用建筑垃

圾资源化产品、再生产品等因素考虑其中，运用堆山造景、建筑垃圾景观元素化处理等方式在景观设计时对建筑垃圾进行综合利用

表 6-3 建筑垃圾规划控制指标一览表

序号	指标类型		近期（2025年）	远期（2030年）
1	建筑垃圾收集率		100%	100%
2	建筑垃圾申报核准率		≥95%	100%
3	建筑垃圾无害化处置率（建筑垃圾无害化处置总量与建筑垃圾总产生量之比）		≥95%	100%
4	建筑垃圾闭环运输率（建筑垃圾闭环运输车辆与建筑垃圾运输车辆总数之比）		≥90%	100%
5	建筑垃圾综合利用率	工程渣土综合利用率（工程渣土回填、资源化利用的量与工程渣土总产生量之比）	≥80%	≥85%
6		工程垃圾、拆除垃圾综合利用率（工程垃圾、拆除垃圾回收、资源化等综合利用量与工程垃圾、拆除垃圾产生量之比）	≥70%	≥80%
7		装修垃圾综合利用率（装修垃圾回收、资源化等综合利用量与装修垃圾产生量之比）	≥70%	≥75%
8	运输车辆CPS定位系统安装比例		≥95%	≥100%

（3）加快编制城市建筑垃圾资源化利用。专项规划建筑垃圾治理近年来越来越受到重视，但由于建筑垃圾治理体系不健全，管理上还存在漏洞，我国许多城市尚未编制建筑垃圾资源化利用专项规划，还有一部分编制了建筑垃圾资源化利用专项规划但未能落地实施，导致建筑垃圾治理缺乏科学合理的城市规划引领，建筑垃圾实际治理过程中面临许多阻碍。

现阶段，我国正处在城市转型发展的关键时期，非常重视对城市生态环境的保护。遵循绿色发展理念，坚守生态底线是必然选择。在新的时代背景下，必须更新规划理念，将绿色发展理念融入到城市建筑垃圾综合利用工作的各个环节中，使绿色发展理念不仅仅停留在规划文本中，更要体现在城市建筑垃圾处置和管理工作中。在建筑垃圾治理专项规划编制时必须将环境保护放在首位，系统梳理城市建筑垃圾组成成分，从建筑垃圾产生、消纳、处置与资源化利用等环节提出规划策略，为政府管理提供依据，从源头规划与设计、施工环节以及后期处置消纳等全过程进行建筑垃圾管理，为城市建设和绿色发展提供依据

建筑垃圾资源化利用专项规划编制时，应以城市国土空间总体规划和详细规划为依据，在对城市各区建筑垃圾处理现状情况进行充分调研的基础上，分析总结现状问题，提出建筑垃圾资源化利用目标和具有北京特色的建筑垃圾处理模式，分类预测各类建筑垃圾产生量，优化并完善建筑垃圾收运模式和收运线路，合理确定建筑垃圾处理设施规模，根

据城市各城区的实际特点以及实际诉求，因地制宜地确定设施布局，构建建筑垃圾产生、收运、综合利用到消纳处置等全过程监管平台，提升城市建筑垃圾综合处理和利用水平。

3. 建筑垃圾源头上分流分类

从源头做好建筑垃圾分类能提高建筑垃圾综合处理能力和再生利用率，将组成成分复杂的建筑垃圾进行分类收集、分类运输、分类转运，能够减少后续建筑垃圾处理费用，提高建筑垃圾资源化利用率。建筑垃圾的源头分类分为两个步骤，首先在大体上进行分流，然后在建筑垃圾大分流的基础上通过其是否可资源化利用进行分类细化，不同类别的建筑垃圾其组成成分有较大区别，源头分类难易程度不同：例如工程渣土和工程泥浆两类，其组成成分不复杂，源头分类比较容易；但像装修垃圾、工程垃圾、拆除垃圾三类，其组成成分较为复杂，建筑垃圾源头分类工作也更加困难，因此需要采取不同的方法结合实际情况进行综合考虑。

建筑垃圾源头分类是实施建筑垃圾分类投放、分类收集、统一管理，提高建筑垃圾循环利用水平，促进建筑垃圾资源化的基本前提，也是实现建筑垃圾减量化要求的关键；通过从产生源头对建筑进行分类能更好地实现建筑垃圾减量化、无害化、资源化，提升建筑垃圾产生现场的安全文明作业，为"精细化管理"奠定基础。

在现状调研的基础上，将城市建筑垃圾按主要来源进行分类（图6-3），分为装饰装修垃圾，新建或改建垃圾和各类建、构筑物拆除垃圾3大类，这3大类再细分，共分为9个小类，并明确各类建筑垃圾的主要成分，在施工现场、居住区、公共服务设施等地设置建筑垃圾临时贮藏点，并采取必要的防尘、防溢等措施，降低环境污染程度。从源头对建筑垃圾进行分类收集，再将其分类运输到各类加工厂，对建筑垃圾进行分类处理，提高建筑垃圾综合利用水平和循环使用效率，实现建筑垃圾综合利用（图6-4）。

4. 基于建筑面积法的产生量预测

目前城市建筑垃圾管理体系还处在不断完善的过程中，尚未形成关于建筑垃圾的准确预测方法。以统计局关于建筑垃圾相关统计数据为基准，结合开工面积、竣工面积、人口、经验参数等对城市城区的建筑垃圾产量进行校核，最终对城市城区各类建筑垃圾的近、远期产生量进行预测。

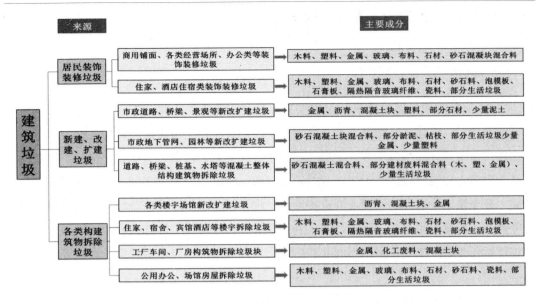

图 6-3 建筑垃圾源头分类图

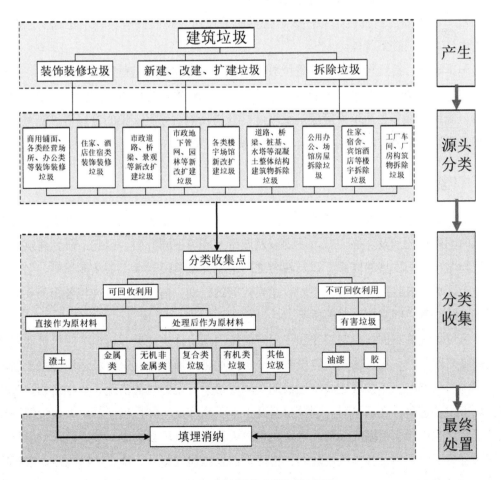

图 6-4 建筑垃圾分类处理流程图

（三）建筑垃圾收运系统规划策略

1.分类收集模式及设施建设

（1）收集方式。城市建筑垃圾主要来源于老旧建筑物拆除、市政工程拆迁以及重大基础设施建设、新建建筑物施工及装饰装修垃圾等方面，约占建筑垃圾总量的75%以上。因此城市建筑垃圾的组成主要为混凝土、渣土、碎砖石、木材、玻璃、废金属、塑料以及有机杂质等。建筑垃圾之间组成成分的差异导致其对环境影响的不同，所以处理方式大不相同，废弃渣土采取现场回用或者直接填埋处理；拆除垃圾、装修垃圾、施工垃圾因组成成分庞杂，需要运用分拣、破碎、加工利用等方式实现建筑垃圾综合利用。所以，要建立建筑垃圾分类管控模式，根据不同分类体系，在不同条件下产生的建筑垃圾采用差异化的收集方式。

（2）分类收集设施建设。根据装修垃圾临时存放场布局要求，对其进行选址和布局，尽可能每个街道最少建设一座临时存放场，并在每个小区建设装修垃圾分类收集点，进行分类回收。将管控区内社区、居住区、公共服务设施装饰装修垃圾就近运输至临时存放场，并由环卫部门统筹管理。

在施工场地、拆迁场地放置建筑垃圾收集箱，并对收集箱进行编码，对施工、拆除现场产生的木料、塑料、金属、玻璃、布料、石材、砂石料、泡模板、石膏板、隔热隔音玻璃纤维、瓷料、部分生活垃圾等建筑垃圾进行分类收集，分类收集的方式不仅能减少垃圾间互相污染，还能为后续建筑垃圾处理及资源化提供便利。

2.优化收运线路

建筑垃圾收运系统要统筹考虑多方面因素（如经济、人居环境、社会群体等）如何协调发展的问题，还涉及交通、城市规划以及城市发展等不同方面，因此，研究建筑垃圾收运系统与城市空间发展的联系，以及两者之间的相互影响的规律，要从多学科、多角度分析，对于区域垃圾收运体系研究不同收运模式间的差别，搭建收运模式与各相关要素（收运设施、路线等）间互相联系的桥梁。

建筑垃圾运输车因按规定路线和在限定时段内运输建筑垃圾，运输车应尽可能避免在交通高峰路段行驶，在运输建筑垃圾时不影响交通正常通行。建筑垃圾运输线路要通过多个部门沟通后划定，不按规定线路运输的车辆要给予一定的处置措施。在线路划定时主动避让城市主要道路，在运输时间选择时避开上下班高峰期，并且确保不对城市大型活动的顺利进行产生影响，根据实际情况确定允许白天清运建筑垃圾路段。确定建筑垃圾收运线路时要避免人流密集区及车流高峰期，将建筑垃圾运输线路分为禁止运输线路、限时运输线路及主要运输线路三类，禁止运输线路不准运输建筑垃圾限时运输线路线路在工作日7：00-9：00，17：00-19：00建筑垃圾运输车辆禁止通行，主要运输线路全时段都可运输建筑垃圾。

3. 智慧化运输管理

运输管理平台主要用于建筑垃圾（渣土）运输全过程监督管控，包括建筑施工现场、建筑垃圾运输车辆和消纳场的两点一线全天候监督。按照"监管有序、结构科学、覆盖全面"的主要思想，通过对城市建筑垃圾运输车辆安装 GPS 定位系统及运输监控设备，对运输车辆进行全程管控，及时发现违规倾倒，并可以实现违规道路遗撒的追溯，方便有关部门及时查处违法现象，实现多方协同处理，搭建建筑垃圾从产生到终端处置的全程管控平台，为消除道路遗撒、改善城市人居环境提供技术保障；实现"显示方便直观、数据实时更新、信息互联互通、部门协同治理"的目标，提升城市建筑垃圾运输智慧化监管水平和辅助决策水平。

是通过建设建筑垃圾收运管理系统，对建筑垃圾运输车辆实时监控，包括每辆车辆的自身信息、运行轨迹、工作状态等方面，并通过分析车辆运行轨迹，确定违规车辆及建筑垃圾随意堆放的可疑地点。通过准运许可证、道路通行证办理和查询，实行建筑垃圾运输全过程的规范化监督管理；对具有许可证书的建设施工单位、运输企业和运输车辆实时监督管控，做到对建设施工单位实行有效监管；结合 GIS 地理信息应用，可以在地图上直观的展示施工工地、消纳点位置、车辆运行轨迹。通过对建筑工地建设情况的掌握，合理规划消纳点；建立交管局、规划局、环保局、城管局、监察局、市政管委与住建部的信息共享机制，并有助于形成企业信用体系。

二是对渣土运输车辆运行数据实时监管、违规报警。保证监管系统科学性强、数据精准、反馈及时，对大事件及时处理；对平台进行结构化设计，提供不同的页面对接不同的部门，在平台建设时，确保系统容易操作、界面简洁、标志明显、方便快捷；在平台管理时采用高效模式，保证数据安全，并具备可视化效果及特有服务功能，还要求采用精确的电子地图以及设计灵活的地图修改功能。

（四）建筑垃圾资源化处理规划策略

1. "N+X" 处理模式的应用

根据城市建筑垃圾产生量及现状资源化利用厂的分布情况及处理能力，采用"N+X"的模式，即"固定＋临时"的建筑垃圾处理模式。一个固定式的建筑垃圾综合处理中心可与建材企业相邻布置，形成建筑垃圾循环利用产业园，临时性建筑垃圾处理设施可在现有设施的基础上进行提升改造，优化设施规模和处理能力。市域内分别布置1~2处固定式设施（N），临时设施（X）辅助。

2.设施规划布局分析与优化

（1）设施规划布局原则。建筑垃圾资源化利用设施在选址时应遵循城乡统筹、区域协调的原则，以城市发展战略、国土空间总体规划、详细规划、建筑垃圾治理专项规划、环境卫生专项规划等为依据，应充分利用现有设施，对现有设施进行提升改造，需要新建设施时，应与现阶段的建筑垃圾清运及处理系统相协调。

建筑垃圾资源化利用厂宜与建筑材料企业结合布置，形成规模化、体系化的产业园。为降低建筑垃圾收运的经济成本，建筑垃圾资源化利用厂宜分区配置，其服务半径宜控制在 20km~30km 范围内。

（2）设施布局模式分析。现有的布局模式有三种，分别为分区式布局、集中式布局和区域统筹布局模式。

这三种模式的特点及适用范围如表 6-4 所示。

表 6-4 建筑垃圾处理设施布局模式分析

布局模式	内容	优点	缺点	适用范围
分区式布局	对城市进行分区。每个区域分别设置建筑垃圾处理设施，并且该设置只服务该区，实行分区管理	收运成本低、利于管理、应急能力较高	选址难度大、建设成本高、环境影响大、占地面积大	超大城市、大城市（规模较大、行政区域管理能力较强、经济发达）
集中式布局	全市集中建设 1 处及以上建筑垃圾综合利用中心，市级统筹管理	选址较容易、便于监管、设施运营成本较低、收运成本较低、建设成本较低、环境影响较小、占地面积较小、应急能力较高		中、小城市（规模较小、运输距离较短、建筑垃圾产生量较低）
区域统筹布局	因特殊原因，无法设置建筑垃圾处理设施的市（县、区）。通过区域协同共享，区域设施一体化，必要时不受行政区界限制，布局建筑垃圾处理设施	选址容易、建设成本较低、运营成本低、环境影响较小	收运成本高、占地面积小、监管难度大、应急能力低	经济发展较快地区、土地利用紧张地区和环境敏感地区的市（县

通过分析城市规模、人口、建筑垃圾年产生量、运输距离、处理技术以及行政区，域管理能力等因素，并统筹考虑建筑垃圾处理设施三种布局模式的优缺点和适用范围综合确定城市在总体上适合分区式布局，但在个别区域（首都核心区）选择区域统筹布局模式。

（3）建筑垃圾资源化利用设施规模估算。建筑垃圾资源化利用设施的建设规模不应简单的等同于服务区域内拆除垃圾预测的年产生量，建筑垃圾资源化利用设施建设规模与其服务区域内拆除垃圾收集覆盖率和资源化利用率息息相关。

3. 建筑垃圾综合利用规划

（1）资源化利用方式。建筑垃圾资源处理与利用方式主要分为直接利用和处理加工后再利用两种模式。

建筑垃圾直接利用是指可以直接回收利用或通过简单的分拣就能直接回收利用的方式，包括分类回收、一般性回填等。处理加工后再利用是指将建筑垃圾通过加工处理转化为有用物质的利用方式，将建筑垃圾通过资源化设施加工后形成再生产品，可用于海绵城市建设中。

（2）再生产品综合利用潜力分析。在海绵城市建设背景下，建筑垃圾再生产品综合利用潜力分析应充分考虑海绵城市建设特点，统筹城市地形、土壤、景观建设等特点，充分发挥建筑、道路和绿地、水系等建设的消纳能力，推进建筑垃圾再生产品综合利用，增强城市防涝能力和建筑垃圾再生产品内部消化能力，努力实现城市水体、建筑垃圾再生产品的自然循环，促进人与自然的和谐。

建筑垃圾再生产品的应用领域主要有居住区、商业区、公共服务区、道路、公园、广场、绿化、河道护坡等。

（五）规划实施保障措施

I. 完善建筑垃圾管理制度

要加强城市建筑垃圾综合利用在法规层面的刚性约束力，目前我国大部分城市法律法规中，未对建筑垃圾综合利用的实施方式做出明确要求，缺少资源化处理、再生产品处理技术和质量评估等控制指标，因此，建筑垃圾综合利用需要法律法规、政策制度的支持。

（1）完善建筑垃圾资源化利用法律法规体系。结合我国实际情况，以固废法为基础，加快完善建筑垃圾资源化利用相关法律法规。在法律法规制定时应包括：禁止随意堆放建筑垃圾，加大惩处力度，对违法行为提出具体处罚措施；建筑垃圾应尽可能回收利用，不能进行利用的应进行无害化处理后填埋；提出规范的建筑垃圾处理审批程序，不符合审批要求的，不颁发许可证书；规定建筑垃圾资源化单位的经济补偿措施，包括政企合作、税收减免等；制定建筑垃圾源头分类及分类收集、处理和资源化利用相关法规，通过宣传教育和奖惩措施，充分调动建筑垃圾企业、个人主动参与建筑垃圾分类回收。

（2）加强宣传建筑垃圾资源化处理。通过微信、微博、短视频、互联网等媒体和平台，对建筑垃圾分类收集、规范运输、和资源化处理、再生产品应用等方面进行宣传，调动公众参与的积极性，并发挥政府、媒体、公众多方共同监督的作用。通过宣传教育，提高公众保护环境、节约资源的意识，并增强建筑垃圾的危害、建筑垃圾监管及资源化利用等方面知识的普及，引导公众自发的加入监督建筑垃圾违法处置的行列，自觉对建筑垃圾进行分类处理，提高建筑垃圾综合处理水平，形成全社会共同努力提高建筑垃圾资源化利用水平的良好氛围。

（3）建立建筑垃圾资源化利用考核制度。制定城市建筑垃圾资源化利用综合管理考评制度，将绿色材料使用情况、建筑垃圾源头消减目标、建筑垃圾综合利用水平、资源化处理设置建设规模和处置能力、建筑垃圾密闭式运输率、建筑垃圾分类收集率等影响资源化利用水平的因素纳入评价指标中，构建建筑垃圾综合考评体系，提高政府各部门的服务水平。明确建筑垃圾主管部门和各协同管理部门间的责任，使其各司其职，提高各部门对建筑垃圾再生利用工作的重视程度。设立单独管理小组，定期对各部门建筑垃圾综合利用工作情况进行考评，将结果记入政府业绩考核评价中，加快推进各部门建筑垃圾资源化管理进程，确保建筑垃圾资源化利用的快速发展。

2.提高部门间协同监管能力

建筑垃圾管理极具综合性和复杂性，牵扯到住建部、城管局、发改委、房管局、环卫局、交警、规划局等众多部门，其管理过程中包含社会和谐、经济发展、环境保护、生态建设等各个方面的问题。因此，建筑垃圾监督管理需要多方力量共同参与，并且互相配合，尤其是各主管部门之间需要信息互通，协同治理，完善顶层管理，强化部门间协作能力，只有这样才能提高建筑垃圾监督管控能力，推动其资源化利用。城市城管、交警、住建、环保等部门间要明确各部门职责，通过数字化的手段和智慧化技术实现信息共享、互相协作，对建筑垃圾从产生、收集、运输、处置及资源化利用的全过程进行监管。应以"智慧城管"平台衔接，构建并完善建筑垃圾智能化管控平台，使各主管部门间信息互通，协同管理，实现"一个平台、多方协作"的监管模式，通过数字化的手段破除部门间的信息屏障，最大程度缩小监管盲区，提升建筑垃圾综合管理信息平台的运行效率，实现全覆盖、全过程、全时段的智慧化监管。

市城管部门在保留现有平台功能基础之上，增加三个功能模块，为执法和管理工作提供必要的科技手段支撑。一是推进建筑垃圾综合管理平台与智慧城管平台深度融合。将平台软件与数字城管、智慧执法、数据分析共享等智慧城管平台应用互通，并统一接入市城管局指挥中心统一调度。二是建立市区建筑工地、消纳场所"一张图"。根据住建、城管部门定期提供的各类工地、消纳场所的信息，按行政区域划分，及时建立、定期更新市区建筑工地、消纳场所的电子地图，方便相关部门开展管理工作。三是建立联单化应用场景，按照"出一运一消"的链式管理流程，将运输车辆在源头工地、运行过程、终端消纳的装载、行驶、消纳信息录入监管平台备案。

市公安交警部门督促建筑垃圾运输企业加快车辆密闭装置传感器改装，将市区运输车全部纳入平台监管；对于人为破坏车辆监控设备现象，以故意毁坏公共财物予以惩处，收回建筑垃圾运输车辆通行证，数额较大的追究刑事责任；细化通行证登载内容信息，减少平台报警误报率。

市住建部门及时更新市区所有施工工地信号数据，市城管部门及时维护市区内建筑垃圾消纳场视频监控，切实解决大面积黑屏问题，确保市区全部施工工地、消纳场纳入平台监管。

3. 分级分区管控体系构建

（1）分级管控。构建市 - 区县 - 街道、乡三级管控体系，自上而下对建筑垃圾进行管控。在城市层面提出建筑垃圾总体治理思路，完善城市建筑垃圾管理规定、相关法律法规、政策标准等等管理措施，通过区域统筹分析，在城乡一体化的基础上，提出城市建筑垃圾处理设施的总体布局。在区县级层面，首先对市级层面提出的管理措施进行落实，并根据各区的实际情况，制定各区的建筑垃圾管理规定，明确各区的建筑垃圾临时转运站及临时资源化利用设施的布局。在街道层面，主要是对装修垃圾提出具体的管控措施，各街道要设置装修垃圾分类收集点，并进行宣传教育工作，使居民在装修过程中即开始垃圾分类，分类垃圾投放到不同暂存点，由专业运输企业运至指定专业处置场，专业处置场进行资源化再利用或无害化处置，再生产品重新进入装修或建筑市场。

（2）分区管控。将城市按建筑垃圾处理的困难程度、建筑垃圾产生量、城市重点建设情况划分为重点管控区和一般管控区。重点管控区为城市的中心城区，是城市的中心，也是展现城市形象的核心地区，并且中心城区用地紧张，城市建设量大，建筑垃圾产量高，因此要加强对这类区域的管控。一般管控区为城市市区和城镇以外的其他地区，未来几年建筑垃圾产生量不大，因此划分为一般管控区。

4. "互联网 +" 智慧化监管

建筑垃圾的治理应不断地跟进时代的步伐，在"互联网 +"盛行的时代，建筑垃圾资源化技术要融合"互联网 +"，做到新的突破。"互联网 +"再建筑垃圾治理方面的应用主要体现在建筑垃圾的分类和建筑垃圾信息平台的建立上。在建筑垃圾的分类上，建筑垃圾分类不清晰，分类水平不高，"互联网 +"恰能解决这一劣势。建筑垃圾的分类回收可大大提高利用价值，增加利用空间。在建筑垃圾回收的过程中，一定要强调分门别类，尽量减少"混合垃圾"，这样才可提高资源化的效率以及质量。

"互联网 +"的应用就能解决分类问题。通过"互联网 +"，建筑单位在收集建筑垃圾放到收纳点后，系统能自动识别建筑垃圾的成分，筛选、分类，储存到较为封闭的空间，并通知清运车队进行分类回收。通过智慧化手段减少人工操作，从而减少了人为因素的影响。

在建筑垃圾信息平台的建立上，重点强化对运输环节的控制。一方面，合理设置每个建筑垃圾收纳点，并通过"互联网 +"构建建筑垃圾信息平台，每个收纳点的信息反映在建筑垃圾信息平台上，如哪个收纳点有建筑垃圾，建筑垃圾的储存量、类别，工作人员及公众都能查到，收纳点一旦发生问题，平台也能及时地反映并通知相关人员。通过"互联网+"智慧化监管平台的建立能有效提高部门间协作治理能力和建筑垃圾资源化利用水平。

四、建筑垃圾管理的改进对策

（一）完善政策法规体系，提升战略高度

政策法规体系是进行城市建筑垃圾管理的根本依据和最终保障，结合济南市现行的建筑垃圾管理相关政策法规，只有通过将政策的指向进一步明确，才能界定建筑垃圾管理过程中的主体责任，使得政策不与现实情况相脱离；通过对违法的处罚政策进行加码，能够达到规范行业乱象的目的；同时也要注意产业扶持政策的落地情况并加强政策中的战略设计，促进济南市城市的可持续发展。

I. 明确政策指向，界定建筑垃圾管理主体责任

政府在进行建筑垃圾管理的过程中，往往会出现政策法规指向不明的情况，导致政府难以取得预期的管理成效乃至于出现异化的现象。对此就要优化有关城市建筑垃圾管理相关的政策细则，整体上达到宏观能指导、微观可操作的要求，以明确政策指向从而助力政策成功落地。同时，政府有关部门也应针对管理过程中各种可能出现的情况，对政府各有关部门以及相关企业、个人的责任做出明确界定，并在处于当前政策法规体系中无法界定责任主体的情况下时，深入调查现实情况并采用听证等民主合法的方式来对相关情况进行处理。

2. 加码处罚政策，规范城市建设建筑行业乱象

在对相关企业违法违规建筑垃圾处置行为进行处罚时，相关部门要参照《中华人民共和国固体废物污染环境防治法》《城市建筑垃圾管理条例》以及其它政策法规来量定处罚的方式和力度。比如《新固废法》中有规定：建筑施工单位在处理产生的建筑垃圾时，需要向当地城市管理局或其他相关部门报备，经核准后才能采取相应的处理方案，如发生了未经报备擅自倾倒、抛洒或者堆放建筑垃圾，或者违反规定未对建筑垃圾进行资源化回收利用的行为，应对单位或相关责任人处以十万以上一百万元以下的罚款。

3. 放宽产业扶持，为建筑垃圾管理产业注入动力

在促进建筑垃圾管理相关产业发展的政策设计上，政府等有关部门应该更全面地考虑到行业发展前景和现实困境，降低行业准入以及享受相关优惠补贴的门槛，具体可以参照深圳市出台的《深圳经济特区建筑节能条例》和《深圳市建筑废弃物减排与利用条例》等

相关文件要求，市政府可以对建筑垃圾资源化的科研技术提供相应的资金支持，并支持环保、绿色、低污染、无污染工程等示范工程的开工建设。同时还可以通过低价出租土地和税收减免等措施扶持建筑垃圾管理产业的发展，切实培植好适合城市建筑垃圾管理相关产业生长的土壤，给予相关企业、单位充分足够的生存空间，使其能够享受到政策红利，切实为城市建筑垃圾管理产业的发展注入动力。

4.战略设计政策，推动城市建筑垃圾资源化利用

政府有关部门在制定政策法规时要兼顾计划性和前瞻性，即既要着手于解决政策议题中亟需解决的问题，也要着眼于城市发展规划中会出现的一些发展难题。

（二）明确相关部门职能，建立联动机制

在城市建筑垃圾管理的过程中，政府部门作为政策法规的执行主体发挥了不可替代的主导作用。就济南市而言，应当明确城市建筑垃圾管理过程中各部门的职能，落实各级人民政府、政府部门的职责；同时对于各部门的职能衔接、配合问题，应当建立起多部门的工作联动机制，最大化政府各部门的工作合力。

l.明确部门职能，防止建筑垃圾"多头管理"

通过明确各级地方政府及有关部门的职能，能够有效杜绝济南市建筑垃圾管理过程中出现的"多头管理"问题。在韩国的首尔市，严格的科层体制成为了解决这一问题的"一剂良药"：作为城市行政首长的首尔市市长处于全市建筑垃圾管理总负责的位置上，相应的各级行政区域也由地方行政首长作为责任人，确切实现了"定岗明责"的目的。

在我国，《新固废法》等规范文件中也有相应规定：落实政府责任，上级政府（县级以上）应当做好行政区划内的建筑垃圾管理规划的编制工作，下级政府要在上级政府出台规划的基础上做好对应工作，包括明确每年度政府开展建筑垃圾管理工作的整体目标、工作要求等。首先，城市建筑垃圾管理是政府工作中的重要内容，政府应当充分在城市建筑垃圾管理体系中发挥主导作用，扮演好"掌舵者"的角色。同时，济南市城市发展部门应按要求制定规划，对城市范围内建筑垃圾的处理标准、处理设施引进以及处理场所的建设工作等做好规划，同时做好规划的解读工作；最后，济南市政府应当明确建筑垃圾的业务主管部门，确保"权"与"责"的平衡：由县级以上各级人民政府的环卫部门做好责任地区内的建筑垃圾污染防治工作，规范辖区内建筑垃圾处置的监督管理工作，规范建筑垃圾的排放、运输、消纳等工作，大力推进建筑垃圾的综合利用产业发展，支持建筑垃圾的处置设施、场所在重点区域能够正常开工建设并投入运营，在保障建筑垃圾得到无害化处理的基础上尽可能实现建筑垃圾的回收或资源化利用。

2.建立联动机制，助力最大化部门工作合力

在明确各部门职能的基础上，就需要济南市政府建立起各部门联动的工作机制，防止在建筑垃圾管理过程中出现职能"脱节"的问题。为此，政府各职能部门要通过建立联动管控机制，从而强化对济南市建筑垃圾的产生源头、运输环节、处置过程的全过程管理。例如，可以通过建立日常联系制度，加强各单位参与建筑垃圾联动管控工作的联络协调、信息交流、案件处理、联合执法通知等工作联系；通过建立定期会商制度，对于联动管控工作中出现的复杂情况或难点、热点问题，定期或根据需要召开会商会议，明确建筑垃圾管理过程中的主体责任，并研究解决办法；最后是可以通过建立联合执法制度，将拥有执法权的部门工作内容进行合理整合，形成打击济南市内建筑垃圾违法行为的合力。

（三）加大监督管理力度，健全监管体系

监管问题是一直都是济南市建筑垃圾管理中的核心问题，也是困扰着济南市政府有关部门的棘手问题，为解决这一"烫手山芋"，济南市政府应当：在建筑垃圾生产源头上加强监管，达到减量化生产的目的；打造线上的监管平台，助力建成全过程的监管体系；同时健全对建筑垃圾处置管理相关企业的考核制度，能够进一步完善济南市建筑垃圾的监管体系。

1.加强源头监管，促进建筑垃圾减量化生产

第一，政府应当加强对建筑施工的组织和管理工作，尤其是对规模较大的重点建筑建设项目，更加需要建立起完善、完备的管理组织体系，从而提高建筑施工的管理水平，从管理层面入手，减少因施工质量原因造成的返工而使建筑材料浪费以及垃圾地大量产生等情况。

第二，政府可以致力于提升施工现场施工人员环保意识，通过倡议在全市范围内开展环保宣讲活动，亦可采取通过设置相应指标的方式来牵头开展全市环保单位的评比评选活动，督促施工单位、企业对工作人员环保素养的提升开展培训，例如在建筑施工现场的落地灰、多余的砂浆、混凝土、三分头砖等建筑垃圾，在施工中能够做到工完场清，多余材料及时回收再利用，不仅利于环境保护，还可以减少材料浪费，节约费用。

第三，政府可以通过助力推广新的施工技术，避免建筑材料在运输、储存、安装时因损伤和破坏所导致的建筑垃圾；同时政府可以设立更高的建筑结构的施工精度标准，施工单位只有能够达到这一标准才能开工，从而能够避免建筑施工单位在施工过程中产生过量的凿除或修补垃圾。

第四，政府应当优化对建筑设计的审验，建筑设计方案中要考虑的问题应当包括：建筑的使用寿命；建筑结构设计、建材使用对建筑垃圾产量的影响；建筑物将来维修和改造

时的可行度及建筑垃圾产量；建筑物在拆除时建筑材料和构件的再生问题，等。

2. 打造线上平台，助推"排运消利"全过程监管

政府应当建立起对全市范围内城市建筑垃圾排放、运输、消纳及综合利用（"排运消利"）的全过程监管体系。

当然，很多城市的这一门户网站当前建设得并不完善，很多功能尚在开发当中。理想状态下，或者说这一线上平台应当发挥的作用应该是既能够支撑各部门及时进行信息互通，同时也可以作为政府部门和机关向有关企业单位开放信息的窗口，政府部门在当下应充分利用平台优势，实现建筑垃圾从源头产生、运输、消纳以及直接利用和资源化的全过程监管，并且能够为城管、公安、交通、住建、环保等部门协同合作提供信息化支撑，能够实现发现问题及时取证上报、保障问题得到依法依规处理、实现各部门单位的联合整治，进而全面提高城市建筑垃圾管理水平，加强建筑垃圾监管体系建设。

3. 健全考核制度，保障建筑垃圾管理不失范

建立健全对建筑垃圾管理相关企业、单位的考核制度可以作为完善城市监管体系的一条路径。首先，通过考核管理与执法管理可以实现市、区两级对建筑垃圾全过程的实时监管和考核评价，同时藉由日常执法的一站式管理和实时监管能够实现市、区两级对建筑施工工地源头建筑垃圾产生量的数据统计和分析；其次，建立起考核评价制度能够助力实现济南市市、区两级对运输企业、运输车辆的日常性考核情况的动态管理，日常执法通过信息平台的事实数据，及时掌握建筑施工工地、运输企业、运输车辆、消纳场等工作情况，防止出现突发情况并能够做出有效预防；最后，通过建立考核计分标准和规范的考核流程，可以通过监管来实现对日常考核工作的规范化、公平化、科学化管理，同时更有利于对考核结果的统计分析，总结管理工作中存在的不足，从而为济南市建筑垃圾管理相关企业的整改指明方向。

（四）创建社会共治模式，推动协同治理

在党的十九大报告中指出，要构建"共建共治共享"的社会治理模式，城市建筑垃圾管理作为社会治理的重要部分，需要政府从多方面入手来助力推动社会力量参与到建筑垃圾的协同治理中，并以此为基础创建好社会共治模式。

1. 充分发挥政府在建筑垃圾管理中的主导作用

首先要充分发挥政府作为主导者的作用。济南市政府作为城市建筑垃圾管理过程中强制性最强的主体，应要做好"掌舵"的工作。在此方面可以参照一些做得比较好的城市，如临沂市政府各部门就出台了相关规范及通知，从对城市建筑垃圾治理各个方面进行了规

范，并对各区和各部门建筑垃圾治理工作目标、任务及标准进行了明确；其次，临沂市成立了建筑垃圾治理的领导小组，由分管副市长任组长，下设各个工作组，建立了部门联动工作制度，并协同推进建筑垃圾治理试点工作，同时，在区县一级政府，临沂市各区也出台了建筑垃圾治理试点工作实施方案并相应成立了区级建筑垃圾治理工作领导小组，保障建筑垃圾管理的工作能够有条不紊地进行。

就城市的建筑垃圾管理工作中政府能起到的作用而言，一方面是要城市政府完善法律法规体系，通过制度框架来界定参与协同治理的各主体的权利及义务，为城市建筑垃圾的有效治理提供制度性的保障；另一方面则在于政府要保障政策法规体系能够贯彻执行，为此市政府就应通过优化政府的部门机构，明确有关部门职责来保证政策法规能够在全市范围内推进，并通过加强监管、完善监管体系来确保建筑垃圾管理的程序不失范。

2. 明确企业的建筑垃圾治理主体地位

其次是要突出企业在建筑垃圾治理体系中的主体地位。企业作为最重要的市场主体，它能够解决政府解决不好和解决不了的问题，城市建筑垃圾的管理便是其中的重要一项。然而济南市建筑垃圾管理企业普遍面对着盈利低甚至于负盈利的情况，相关产业的发展动能极度缺失的问题，遭遇了生存危机。为此，市政府应当适当鼓励企业采取更加积极的运营方式，可以通过在自身业务范围内适当增设或提高收费标准来增加营收，并充分响应政府政策以申请各类优惠补贴，这样既能满足企业对自身经济利益最大化的需求，也能实现城市的社会效益最大化之目的。

3. 发动第三方参与建筑垃圾协同治理

以行业协会和部分事业单位为代表的第三方组织同样是重要的城市建筑垃圾治理主体。行业协会的存在可以对业内不规范的从业行为进行规范，起到行业监督的作用；也能够及时发现建筑垃圾管理行业的最新需求、市场变化以及政策变动等等信息，通过调和业内各利益主体的矛盾、寻找合作共赢的机会来促进行业的发展。而以学校和科研单位为主的第三方，则可以通过与政府、企业合作，通过创新、更新建筑垃圾管理的理念、技术、设备来为城市建筑垃圾的管理注入更加充足的动力。

4. 深化公众及媒体在建筑垃圾管理中的作用

就公众而言，当其作为建筑垃圾生产的个体时，可以通过建立类似"绿色账户"的方式，号召公众将建筑垃圾送至最近的建筑垃圾处理中心，同时给予公众一定的"绿色积分"，当积分达到一定额度，公众就可以凭积分换取生活用品，通过这种方式，既能督促公众规范进行建筑垃圾的管理，也满足了公众对于城市美好环境的需求。而当公众作为城市建筑垃圾管理的监督者时，政府要切实拓宽社会举报的渠道并保障举报者的信息安全；

当公众作为建筑垃圾管理的直接或间接利益相关者时，政府也要保障公众的合法权益。

媒体则主要是作为监督者的角色参与到社会治理中，媒体能够充分利用电视、网络、广播等传播媒介，借助舆论的力量来发挥作用：一是可以在政策宣传上发挥作用，政府出台的各项政策法规可以借由媒体来加以解读和宣传，便于其他主体对政策的理解；二是可以在问题的曝光上发挥作用，城市的建筑垃圾总量庞大，建筑垃圾的管理也乱象频频，通过对这些问题加以曝光，可以引起社会的警醒并推动政府来解决相应的问题。

五、技术路线和关键措施

（一）绿色建筑设计是减少建筑垃圾产生的重要手段

绿色建筑是在全寿命期内，最大限度地节约资源（节能、节水、节地、节材）、保护环境、减少污染，为人们提供健康、适用和高效的使用空间，与自然和谐共生的建筑。其中，应用可循环利用建筑材料、使用建筑垃圾回收利用再生品、减少建筑垃圾的产生是绿色建筑设计的重要内容。目前我国绿色建筑在设计内容方面仍然偏重于建筑节能，在推广比例方面仍然处于较低水平。在我国《绿色建筑评价标准》中，对合理采用高耐久性建筑结构材料，采用可再利用材料和可再循环材料，使用以废弃物为原料生产的建筑材料，合理采用耐久性好、易维护的装饰装修建筑材料等都提出了相关设计评价内容和评分标准，有利于引导在绿色建筑设计中，从建筑全生命周期考虑，减少建筑垃圾、装修废物等的产生。

（二）绿色施工是控制建筑垃圾产生的有效措施

在我国发布的《绿色施工导则》中明确提出，绿色施工是指工程建设中，在保证安全、质量等基本要求的前提下，通过科学管理和技术进步，最大限度地节约资源与减少对环境负面影响的施工活动，实现"四节一环保"（节能、节水、节地、节材和环境保护）。其中节材措施，在保证工程安全与质量的前提下，制定节材措施，如进行施工方案的建筑垃圾减量化，节材优化，尽量利用可循环材料等。

在建筑施工过程中，对建筑材料的取材采取的是就地就近取材原则。渣土通过土方平衡设计，基本可以实现全量的就近产生、就近利用，利用方式包括地基填埋、铺路、景观建设等。碎石类建筑垃圾可通过就近破碎、筛分，用于混凝土、骨料等的生产使用，最大利用率可超过50%，部分工地甚至可实现全部利用。废金属、木材等建筑废物基本可实现全部回收利用。其中，有效的分类收集和就地利用处置设施的配套建设是确保建筑垃圾全量利用的关键。

（三）建筑垃圾规模化利用是缓解建筑垃圾问题的重要措施

现阶段，我国仍然处于城乡建设高峰期，新城镇建设、棚户区改造、城市基础设施建设等过程的建筑垃圾产生量仍将持续增长。因此，首先，在推广绿色建筑、绿色施工时，应优先采取建筑垃圾地基回填、道路建设、城市绿地景观建设等大规模利用技术路线，充分利用基础设施建设实现建筑垃圾利用。其次，建筑垃圾中混凝土、碎石等是生产优质建筑材料的原材料，应充分发挥政府绿色采购示范作用，积极推广相关综合利用产品的使用，发挥示范带动作用，逐步扩大相关产品市场占有率，最大限度降低消纳处置环节压力。可采用的技术手段包括：分类分级管理；资源化技术；产品质量和环境标准；配套政策和激励措施（强制性和经济性）。

（四）充足的消纳能力是建筑垃圾安全处置的重要保障

现阶段，建筑垃圾集中、大规模产生仍然是建筑垃圾管理的突出问题。对于现阶段不能实现利用的建筑垃圾，确保充分消纳处置能力，仍然是建筑垃圾管理的重中之重。应按照渣土、碎石等分类别实施消纳处置，一方面确保安全处置，另一方面为后续利用提供原料供应保障。可采用的技术手段包括：①利用 GIS 技术合理规划填埋场；②完善填埋场设计和运营管理规范；③复垦和再利用。

第七章 国内外城乡环境卫生综合治理经验借鉴

本章主要以北京市崇文区环境卫生综合治理、上海市静安区城乡环境卫生治理、重庆市九龙坡区环境卫生治理等成功治理经验以及国外美国环境卫生综合治理强调公众参与、德国环境卫生综合治理着重规划及法律、新加坡环境卫生综合治理充分发挥基层组织的作用的研究为例，阐述加大环境卫生综合治理执法力度，完善执法体系、科学规划方案，大力倡导精神文明建设，构建精神文明新机制增强协调沟通成效等三方面的借鉴意义，为下一步加强城乡结合部环境卫生综合治理提出更好的建议奠定基础。

第一节 国内城乡环境卫生综合治理经验借鉴

由于中国各省、各地区的经济发展水平的参差不齐，当前中国城市与农村之间的差距悬殊，使得农村公共产品在农村更新速度慢，城乡居民收入和生活水平差距较大，导致城乡发展不均衡，阻碍了城乡环卫一体化的发展进程。在我国东部、南部，越是一些经济发达地区，人民对环境的质量要求越高，城乡环卫一体化的发展越迅速。也在城乡环卫一体化进程上做出了许多值得学习和借鉴的地方。

一、中国台湾

众所周知台湾地区的环境卫生在世界上享有盛誉，以空气清晰度高而闻名。一是台湾的垃圾分类管理上采取垃圾分类精细化。首先将垃圾分类从源头上严格把关控制，将垃圾进行分门别类设置垃圾箱，一般垃圾只收集塑料瓶子、玻璃罐子，以及纸质饮料盒子、铝铁和泡沫塑料等，厨余垃圾细化到生垃圾和熟垃圾。除此之外，严格控制建筑垃圾和不可回收垃圾的投放地点。二是台北市实施的是"垃圾不落地"及"资源回收计划"。垃圾清运采取直收直运模式，垃圾收运车在规定时间内到达规定地点，各社区居委会也在社区里设了固定的投放点。三是台湾的垃圾是要收取费的，随水费征收，施行垃圾分类后随袋征收。

二、北京崇文区

北京的城乡环卫一体化管理实施的比较早，按照城乡统筹发展的指导思想，在城乡结合部地区率先开展了垃圾管理工作，实行了"以点带面、逐步铺开"的城乡环卫一体化管理运行模式。并将片区划分责任，明晰各个片区的工作范围，工作任务。北京市周边村镇，根据地理位置、地形、人口构成，及当地特色农业的实际情况，建立符合当地实际需要的一套垃圾管理模式，取得了显著的成果，形成了具有北京特色的城乡环卫一体化管理模式。

北京市崇文区城乡环境卫生综合治理过程中，在党委、政府的积极引导和倡议下，各职能部门充分发挥主观职能，积极协调参与，负责城乡环境卫生综合治理队伍数量共计25人，并形成长效管理机制。其长效治理经验主要体现在四个方面：首先，严格按照国家相关政策制度、法律法规，设置了城乡环境卫生综合治理管委会，将所有行政执法部门联系在一起，共同组建有法可依、有法必依的执法主体，确保执法过程的公正性、公开性和透明性；其次，创设城乡环境卫生综合治理执法组，每个执法组涵盖成员四十人，通过科学规划和合理分配，在各区域配置一定数量的执法人员，突出执法成效，明确执法权责；第三，制定城乡环境卫生综合治理可行性方案，从思想政治、业务素质，行为准则、绩效考核、政策制度等层面出发，结合本地区实际，进行环境卫生综合执法手册的印发。通过提升服务质量，强化组织关联，切实维护综合治理新形象，确保城市环境卫生综合治理活动的有序开展；第四，加快职能转型，将职能部门的行政手段逐渐转型为公共服务手段，在依法执法的过程中，提倡人性执法，打造综合执法体系，改变传统执法单一的问题，大幅提升环境卫生综合治理整体水平。

从某种层面而言，北京市崇文区环境卫生综合治理模式是由传统的分散化逐步转型为综合一体化，从随机式逐步转向常态化，逐步实现立体化、精细化和公共化，有利于城市社会和谐、经济可持续发展和环境保护的统一，同时有利于城市良好形象的塑造和社会公众满意度的提高。

三、上海市静安区

上海市静安区城乡环境卫生综合治理过程中，将治理重心下移，从街道管理模式层面出发，处理好条理性关系，不断调整内部组织结构，优化产业结构和管理模式，深化各行业、各领域改革制度，明确各部门、各岗位主要职责。

上海市静安区城乡环境卫生综合治理体系从统筹规划到全面实施经历了两年时间，历经三个特殊阶段，下面分别阐述三个阶段的主要工作内容：阶段一：开展市场调研活动。区委、区政府严格根据归口管理制度，明确各职能部门具体责任，坚持统一、集中、高效原则，针对条块化问题，归纳、整理出四类 178 项工作，并确保工作执行到位。与此同时，根据街道现有功能进行科学定位，对街道内部组织管理机构实施合理调整，构建了相关工作职能部，进而来提高街道社区环境卫生综合治理和社会公共服务水平。为切实提高工作效率，对负责环境卫生综合治理的人力资源队伍结构进行了适当调整，对人员编制和工作岗位做了适当的安排。

阶段二：确立城乡环境卫生综合治理方案。通过对街道市场基础建设和管理情况进行深入、系统、全面调查和研究，通过召开组织大会的形式，确立城乡环境卫生综合治理的可行方案，制定出台政策性文件，在方案制定过程中，主要职能部门主要做了以下工作：首先，社区党工委进行了行政党组、综合党委、社区党委等组织部门的设立。其中：行政党组织发挥行政管理作用，与社区党工委一同抓好领导的监督和管理工作，并对综合党委、社区党委进行协调管理，推动其党建工作步入新台阶；综合党委主要协助行政党组做好党建工作，以及协助社区党委处理好社区日常事务；社区党委重点处理党群、干群关系，维护社区和谐、稳定，处理好各职能部门的主要关系。其次，街道办作为社区党工委的下属部门，主要承办社区党工委所交付的所有目标性任务，街道办分设，社区管理工作部、服务部、组织部、办公室等职能部门，办公室处于核心位置，不但接受街道办的领导，而且接受社区党工委的垂直领导。第三，社区共治平台，社区党工委严格贯彻和落实党的十八大、十八届三中全会、四中全会精神，不断加大社区自治管理力度，创建符合社会群众的基层自治组织，充分提高自治成效。与此同时，根据上海市相关社区环境卫生综合治理办法和社区管理规章制度，进一步健全和完善社区共治平台，增强共治效果。始终以和谐社区、稳定社区为己任，大力开展各类调研、评估、听证、监督会议，创建集政府部门、社会管委会、社区居民、企事业单位为一体的环境卫生共治管理平台，以此来推动环境卫生综合治理工作有序发展除此之外，上海市静安区结合自身发展实际，对现有的社区组织部门进行了科学调整，对原来的科室进行了适当的缩减，明确了各部门、各岗位的具体任务，充分提高了办事效率。人力资源队伍建设层面，主要进行了两个方面工作：一是领导兼任部长职务。街道办党委书记除了主抓街道社区党建工作之外，还需要兼任环境卫生综合治理部门部长一职，社区党委书记、街道党工委书记同时兼任副部长，与街道办党委书记共同抓好基层党建工作和社会综合治理工作，并处理好党群、干群关系，着力打造一支能吃苦、能战斗、作风优良的专业化人才队伍。同时，社区党委副书记兼任党群工作部部长，街道办副书记兼任社区管理工作部部长，各工作部副部长由科室相关负责人兼任，副部长的人数通常为三人以内，副部长职级为正科或副科，党政办公室主任为正科级；二是党工委和街道办党委领导均实施交叉任职办法，也就是说，同一岗位任职时间不能超过相应年限，需要轮流更替，分别由不同的人员担任，从而防止了职务犯罪和权力私用。阶段三：方案试点运行阶段。2009 年 5 月起，上海市静安区在辖区 5 个街道办同时进行方案试点，展开全局试点性工作。静安区党委、政府一致认为：环境卫生综合治理作为社区可持续发展和环境保护的基础前提和根本保障，街道、居民区建设作为基层党建工作的核心，在综合治理方案运行过程中，需要做好两个方面的工作：首先，构建完善的重心下移机制。社区、街道相关职能部门职能明确化之后，需要将社区环境卫生综合治理任务目标科学分配下去，构建健全的逐级审核机制。社区管理委员会严格按照区委、区政府的相关要求，建立健全各项管理机制和绩效考核制度，处理好各项组织协调管理工作；其次，构建完善的考评管理机制。当前，社区管理考核方法过于传统单相当一部分组织管理部门并未积极发挥有效职能和作用，在考评过程中，出现应付差事的现象。因此，需要进一步明确各部门、各管理岗位职责，加大双重管理力度，提升社区考核管理水平，采取专业化、标准化、规范化考核指标，充分强化考核目标，满足区域经济发展和环境卫生综合治理基础需求。

四、重庆市九龙坡区

重庆市九龙坡区城乡环境卫生综合治理过程中，区党委、政府会同城市规划局、建设局、市政局、环保局、房产局、国土资源局等职能部门，同时进行了城市管理、监察大队等分支机构的设置。区委、区政府严格按照工作属性，分工明确、责任明晰、各司其职。专门设置城乡卫生环境管理部门，主要做好城市绿化带建设、市容市貌美化、市场秩序维持等工作。现阶段，重庆市九龙坡区城乡环境卫生综合治理模式为"条块结合，以块为主、属地管理"。区委、区政府先后颁发和制定了一系列政策制度、管理方案和执行意见，从而明确了各主体的责任分工。镇政府、街道办综合治理模式逐渐由传统粗放型转型为精细化管理模式。在环境卫生、园林修建、绿化带建设方面，各级党委、政府采取市场化运作模式，从而提高了整体管理水平，实现了城乡综合治理标准化和规范重庆市九龙坡区通过统筹规划、专业协作，构建起一套健全和完善的环境卫生城乡综合治理体系，集管理、作业、执法和监督为一体的全方位、全过程联动机制，明晰各职能部门具体职责，划分专业治理区域，提出可行化监督管理和绩效考核办法，确保联动管理机制的科学化、规范化运作。此外，通过封闭式运作过程，从本质上解决和完善了城乡环境卫生综合治理体系中存在的漏洞和问题。

五、山东寿光

山东省城乡环卫一体化水平在全国试运行的比较健全。就山东省寿光市来说，全市城区、镇区、975个村庄全部实行一体化管理，建立了高效完善的城乡环卫体系。寿光市城乡环卫一体化工作可概括为以下特点：一是健全机制，完善设施，率先实现城乡环卫一体化全覆盖。作为山东省乃至全国最早开展城乡环卫一体化工作的市县，在没有外地经验的基础上，寿光市通过自身探索，创新模式，制定了城乡环卫一体化实施方案，建立健全管理运行网络，配套完善城乡环卫基础设施，推行统一管理模式，到2010年底就实现了城乡环卫一体化工作的全覆盖。二是强化保障，完善考核，城乡环卫实现高效发展。政府高度重视，共投资 1 亿多元高标准建设配套了垃圾场、中转站、垃圾桶等环卫设施，人员队伍全部配齐，奠定了城乡环卫一体化的基础。生活垃圾资源化处理标准执行了当前国际最高环保标准——欧盟 2000 标准。三是日常保洁与突击治理相结合，城乡环卫实现长效管理。政府承担全部费用，百姓不用交费，将城乡环卫一体化打造成最彻底的民生工程。每年 6000 多万元的城乡环卫一体化运行费用，全部由市镇两级财政承担，村民不拿一分钱，就享受到了与城区一样的环境卫生服务，做到了普惠民生。四是环卫业务市场化运营，努力拓展外部市场。整合环卫集团资源，引入企业化经营、市场化运作和产业化发展新模式，大力推行一体化管理。环境持续改善，群众满意度高。寿光的城乡环卫一体化工作获得了国家、省、市的一致肯定，荣获全国环境卫生行业创新奖，第一批通过全省全覆盖认定，并获通报奖励，连年在年度考核中保持第一名。

六、山东昌邑

近年来，山东省潍坊的昌邑市在城乡环卫一体化管理中，形成的"昌邑模式"，引领我国城乡环卫一体化管理工作方面的领头雁，引起了全国各省同行的极大关注。随着城乡环卫一体化的发展，昌邑市环卫部门通过创新，形成了套具有特色的"昌邑模式"，作为小城镇和农村垃圾处理模式推广。"昌邑模式"

在实践中顺应了城乡统筹发展的大趋势，把农村经济与社会发展纳入整个国民经济与社会发展全局之中进行通盘筹划，同时结合实际情况推进城乡环卫工作的一体化市场化发展，有效打破了城乡二元对立的结构，实现了城乡环卫一体化发展。"昌邑模式"：简而言之即是将城市环卫工作模式延伸至镇街、村（社区），建立了"统一收集、统一清运、集中处理、资源化利用"的垃圾收集处理新模式。一是昌邑市环卫部门负责全市及各乡镇的的环卫保洁、垃圾清运管理工作。在各镇街根据村民户数、人数设置垃圾桶，环卫保洁人员、垃圾运输车辆及符合当地生活垃圾需要的垃圾中转站。对生活垃圾实行封闭式收集，实现了垃圾"收集运输全封闭、日产日清不落地"的目标。二是招商引资，吸引社会资本投资，建成运行大功率垃圾处理场。实现了生活垃圾由"减量化、无害化、资源化"向"社会化、产业化、资源化"转变，达到了"无污染、零废弃"的目标。

三是大力实施精细化作业和立体化保洁，创新道路保洁模式，实施"无扫把工程"。由"人工密集型"转变为"机械化作业全覆盖"；创新垃圾桶电子标签管理模式，通过无线传输、GPS 卫星定位、垃圾桶倾倒次数和时间显示、调度指挥中心实时监控等手段，实行垃圾清运数字化、网格化管理，提高了管理水平和工作效率，形成了城乡环卫一体化大格局。

第二节　国外城乡环境卫生综合治理经验借鉴

在国外一些发达国家大多比较重视农村的环境保护，尤其是一些大型的农场，在生活垃圾管理方法上比较科学化，生活垃圾处理上比较先进，生活垃圾管理工作，除了在城市开展外，对农村的生活垃圾管理工作同样受重视，与城市同步进行，在法律法规的制定上、政策执行方法上、垃圾收运处理技术等方面，与城市均采用同一政策、同一模式，并取得了显著的成就。

一、美国环境卫生综合治理

美国历史悠久，经济社会发展速度迅速，作为世界学习的典范，同时作为我国长期学习和借鉴的西方国家之一，美国城乡环境卫生综合治理具有一定的参考意义。美国城乡环境卫生综合治理过程通常包含两级组织：一是州级；二是郡级，华盛顿城乡环境卫生综合治理与其他地区并不相同，治理过程表现出一定的差异。美国是一个崇尚自由的国度，弘扬自由精神，各级政府部门对下属城乡环境卫生综合治理并不干预，而是通过政策来宏观调控和监管。与此同时，美国市场运作机制较为完善，极大鼓舞和激发了各主体的参与意识，环境卫生综合治理权责明晰，市场化运作模式涉及多个领域，构建成较为系统、完善的统一主体。主要表现在以下四个方面：第一，运用市场化操作模式，强化市场互动管理成效。由于美国各级政府部门的职能和权限并不能与市场资源完整结合，政府部门为了增强城乡环境卫生综合治理水平，达到预期管理目标，全面引入市场机制，加大市场调整和资源优化力度，将市场化运作模式有效运用于城乡环境卫生综合治理过程中，形成了统一整体，从而提升资源有效利用率，有利于调动各组织管理部门参与环境卫生综合治理的积极主动性，第二，统筹兼顾，提升社会公众参与意识。美国各级市政管理部门将城市综合治理工作成效与自身经济利益紧密结合在一起，通过多方筹措、积极引导和大力弘扬等手段，鼓励各组织、管理部门和广大群众积极参与到环境卫生综合治理过程中。通过一系列卓有成效的宣传和推广手段，让人们对环境卫生综合治理有一个系统、全面、深层次认识，如此一来，在公正、公开、透明的环境条件下，城乡环境卫生综合治理水平得到本质提升，各项政策制度、管理制度和执法规章得到有效完善，城市化进程方可得以有序推进，第三，加大执法力度，制定权利标准。任何一项组织管理活动的有序开展，都离不开健全的政策制度和法律法规，环境卫生综合治理过程中，同样需要得到政策制度、法律法规的宏观保障。美国环境卫生保护相关法律法规体系较为完善，各主体权利与义务相统一，为环境卫生综合治理莫定坚实基础。

第四，运用信息技术，实现数据共享化。近年来，随着计算机技术、信息技术和网络技术的快速革新，政府在信息公开、透明化过程中，采取信息技术，不断提升数据共享化程度。城乡结合部环境卫生综合治理过程中，居民可以通过信息化平台，对环境卫生综合治理信息数据有一个系统、全面的掌握，有利于调动各方利益主体的参与积极性。

二、德国环境卫生综合治理

德国作为世界环境卫生综合治理的典范，十分重视相关法律法规制度的规划与建设，德国在规划与建设、城乡环境卫生综合治理离不开相关的政策制度和法律法规，各项工作做到有法可依、有法必依。从法律法规的颁发主体来看，大致可以划分为两类：一是国家类，二是地方类。法律法规专门针对城乡环境卫生综合治理相关问题，对各利益主体有着公平、公正的约束力。

德国政府部门通过对相关法律法规的修订和完善，专门针对城乡环境卫生综合治理颁发了一系列行之有效、切合实际的法律法规，从而确保了社会公众的知情权和参与权。德国城乡环境卫生综合治理着重规划及法律，主要表现在三个方面：首先，德国各级政府部门在城乡环境卫生综合治理方案制定过程中，通过各类宣传和普及方式，提前将规划方案公布于众，让社会公众参与到方案的修订和完善过程中，从而增强群众的参与意识；其次，城乡环境卫生综合治理规划方案确定之后，需要通过一段时间的外部公示，得到专家、学者和社会公众的一致认可之后，才能纳入城乡环境卫生综合治理方案管理办法；反之，如果评审不过关，则需要重新征求意见、组织实施和修改完善；第三，将社会公众意见和制定的规划方案一同上呈组织管理部门，接受组织管理部门的审批、核查，通过审批之后，予以对外公示。由于德国各级政府部门在城乡环境卫生综合治理过程中，方案制定中采取民意征求法，所以基本不会存在社会公众与治理过程相冲突的问题，接收到的意见反馈和投诉举报的数量较少。由此可以看出，德国政府在城乡环境卫生综合治理过程中，通过采取征求民意，接受相关职能部门的监测、审批，通过制度规范和法律法规来约束相关主体行为，这种具有创新和实际意义的城乡环境卫生综合治理体系，将是我国城乡环境卫生综合治理所需学习和借鉴的对象。

三、新加坡环境卫生综合治理

城乡结合部环境卫生综合治理对于新加坡这个特殊的国度来讲，其意义深远而重大。新加坡的社会管理、城市管理经验十分丰富，受到儒家思想和文化的长期熏陶，新加坡环境卫生管理充分发挥基层组织管理作用，对于我国来讲，具有一定的学习和借鉴意义，主要表现在以下三个方面：第一，融入先进管理思维。新加坡城乡环境卫生综合治理管理始终坚持以人为本、服务第一、法律保障的原则。在规划建设过程中，以社会公众核心利益为主，以社会公众生活质量的提高为己任，充分发挥潜在资源优势，加大科学规划与建设力度，转变政府职能，改变传统思维模式，构建新型、先进管理体系，融入先进管理思维与管理理念，创新环境卫生综合治理模式。

第二，综合治理科学化水平较高。新加坡各级政府部门等职能机构将环境卫生综合治理作为一项常规性管理活动，纳入政府年度重大决策部署活动之中，创办了管理委员会，管理委员会起到政策制定、法律监管和规划建设的目的，并且作为环境卫生综合治理和科学规划建设的责任主体，从而提升环境卫生综合治理水平。

第三，健全和完善的法律法规制度体系。新加坡各级政府部门、立法部门结合区域发展实际和环境卫生综合治理现状，制定一套具备可行的、切合实际的环境卫生综合治理法律法规，通过法律制度来约束各利益主体的主观行为，保障各参与主体合法权益，实现权利与义务均等化，通过对国内外部分国家和地区城乡结合部环境卫生综合治理的研究，其借鉴意义主要表现在以下三个方面：第一，加大环境卫生综合治理执法力度，完善执法体系。首先，严明立法程序，加大执法力度，法律法规作为城乡结合部环境卫生综合治理水平提升的基础保障和先决条件，法律法规体现出"严"的特征，通过严明的法律制度，能够确保环境卫生综合治理过程有法可依、有章可循、违法必究，逐步健全和完善执法体系；其次，进一步强化执法效果。环境卫生综合治理过程需要与法制过程紧密结合在一起，不断加大法律法规的宣传和推广力度，明确法律法规的特殊地位，切实增强法律成效，增强环境卫生综合治理效果；第三，文明执法，突显出执法过程的人性化。从一定程度上改变传统的执法过程，避免暴力执法，提倡文明执法，从而满足社会公众对执法的基础需求，营造良好的社会氛围，进一步提升环境卫生综合治理整体水平。

第二，科学规划方案，增强协调沟通成效。国外部分国家和地区的城乡环境卫生综合治理方案制定过程中，进行了专业职能部门的创设，采取科学、合理、可行的方案规划和制定办法，集各组织管理部门、职能机构、利益主体等为一体，通过定期组织召开大会、交流互动等形式，充分增强协调沟通成效。我国城乡环境卫生综合治理需要学习和借鉴国外先进经验，吸收符合我国基本国情的方案和做法，切实增强环境卫生综合治理成效，提升治理水平，有力推动环境卫生综合治理快速向前发展。

第三，大力倡导精神文明建设，构建精神文明新机制。国外部分国家城乡环境卫生综合治理过程中，除了采取传统的治理手段和方式之外，还通过文化宣传和普及渠道，不断加大精神文明创建力度，强化组织管理与协调能力，进一步转变传统理念，提升环境卫生综合治理整体水平，为经济社会的健康发展和环境保护增添活力。

第八章　城乡环卫一体化管理改革的对策与建议

为全面提高城乡环卫一体化推行水平，实现经济社会与生态环境的持续协调发展，本章从如下以几个方面提出对策与建议，以期能更好地助城乡环卫一体化的发展。

一、加大全民宣教力度　切实转变思想观念

城乡环卫一体化工作事关广大人民群众切身利益。要坚持正确的舆论导向，充分利用宣传车、广播、标语、明白纸、电视媒体等多种方式，经常而广泛地宣传城乡环卫一体化工作的重要意义。要认真总结好经验、好做法，宣传先进典型、曝光突出案例，尤其是要引导广大群众转变思想观念，更新生产生活方式，切实让广大人民群众感受到城乡环卫一体化工作带来的美好变化，调动和激发全民参与城乡环卫一体化工作的积极性和主动性。

垃圾分类是农村城乡环卫一体化能否顺利推进的有效措施。开展城乡环卫体化工作，就应将垃圾分类工作在农村和中心城区同步开展。注重环卫设施的配备，配齐垃圾分类桶、使用分类收运车辆、建设垃圾收集站点。针对城乡环卫一体化实施过程中的垃圾分类收集难的问题，应采取通俗易懂，简洁便利的方式进行宣传教育。通过集中宣教、入户宣传、媒体广告、主题活动等形式，深入到千家万户，达到人人皆知的效果。把必要的灌输和潜移默化有机结合起来，培养垃圾分类投放垃圾桶的习惯，推进良好氛围的养成。

二、结合环境整治创建实现村民自治

坚持综合整治和标本兼治相结合，通过专项整治、示范带动，实现村级环境质量的不断改善。

（一）抓好专项整治

全面开展城乡环境卫生综合整治工作，通过开展爱国卫生月，环境保护日、"春风行动"等一系列集中整治活动，明确镇域整治重点，解决垃圾围镇、围村、堵路的问题，实现以专项整治带动日常环卫工作的目标，有效提升镇村环境卫生面貌。

（二）整治城中村、城乡结合部

相关单位要重点对城中村、建筑工地、出入城交通路口、铁路沿线、棚户区改造及拆迁工地、流动人口集散地、集市、畜禽养殖地、水厂、餐饮业周边等处加大治理监管和整治力度，及时清除清运生产生活垃圾、铲平清理地面，植树种草栽花，绿化美化环境。

（三）积极开展"美丽乡村"争优创建工作

按照"示范带动、整体推进"的工作思路，把示范村建设作为突破口，明确要求生态文明村、美丽乡村均要达到城乡环卫一体化规范化、标准化、精细化管理水平。通过广泛开展"比、学、赶、超"的宣传活动，倡导科学文明健康的生活方式，改变全市人居环境、塑造形象、凝聚人心，增强群众对家乡的归属感、认同感、幸福感。

三、科学制定环卫投入规划因地制宜减量处理

（一）抓好农村卫生基础设施建设

解决农村厕所问题关系农民健康和生活质量的提高。各镇政府要发挥财政投入的引导作用，调动农户的积极性，坚持因地制宜、统筹建设，加快农村无害化卫生厕所建设。通过以奖促治、以奖待补政策，开展村容村貌整治工程，推进农村生活垃圾、农业废弃物、建筑垃圾等统筹清理、收集和处理。有条件的地区可以加大乡镇垃圾清运设备和中转设施建设的投入，有步骤、有重点、规范地建设村镇垃圾污水收集处理设施。

（二）提高清扫保洁设施水平

结合网格化作业管理，以强化质量为出发点，坚持"管干结合"的原则，从主管领导到清扫人员，逐级负责，狠抓管理，做到任务明细化，作业规范化，整治及时化。加大道路清扫保洁作业率，农村主要街路实行人力保洁和机械作业"双轮驱动"，大大的提高了道路清扫保洁率，力争达到"十无十净"的标准。

创新服务机制，推行垃圾分类收集、密闭运输模式，巩固撤箱成果，拓展收运领域，全面推广做大。进一步改进农村居民垃圾存放和收集方式，镇村垃圾将现有的散口小推车改造为密闭式桶型垃圾箱，由原来的敞篷车运输、露天填埋改为钩臂箱存放、钩臂车运输、中转站压缩的转运模式，实现垃圾全封闭运行，减少垃圾对环境的二次污染，进一步提升人民生活环境水平。

四、明确环卫管理部门职能定位

在市、区、街道（乡镇）三级市容环卫管理构架基本搭建完成的基础上，完善政府职能转变，构建行政管理、社会管理、市场管理新体系，强化政府主管部门对市容环卫行业的引导能力，提升对环外行业市场化的监管能力。

当前由于城乡环卫管理中的职责交叉、多头管理等问题，严重制约了我国城市管理现代化的发展速度。为与现代城市发展相适应，满足城乡环卫管理多元化、社会化的需要，必须明确城乡环卫管理的范畴，进一步理顺城乡环卫管理部门，将环保、园林、市政公用等部门中与城乡环境卫生相关的职能抽取出来纳入新成立的城乡环卫主管部门。凡是涉及城乡环境卫生治理的职能，必须全部纳入新成立的城市管理局，务必在监督协调上形成统一。按照权责相适应的原则，明晰城乡环卫管理主管部门与其他协助部门之间的责任分工。有关城乡环卫的职能一经划出，划出部门必须马上停止行使相关权力。与此同时，各相关部门的职责必须进一步明确，相应的协调指挥机制必须建立。环卫管理部门对全区涉及城乡环境卫生的问题统一指挥、决策、协调、管理，可以仿照天津建立部门联席会议制度，定期由分管城市规划建设的领导牵头召开城市规划建设工作会议。同时，将此模式推广到各县市区实施。经过职能理顺之后，城乡环卫管理处的主要职责应明确为：贯彻落实国家、省、市有关城乡环境卫生一体化管理的法律、规章、任务；制定城市管理的政策、目标、实施方案、奖惩措施；研究讨论决定城乡环卫一体化相关的重要事项；指挥部署涉及城乡环卫一体化任务；指导各街道和乡镇环卫管理部门的具体工作，制订对各街道和乡镇环卫管理处和工作人员的奖惩标准；领导全区城乡环卫监察队伍，负责明确城市环卫管理部门的环卫治理目标以及与之相应的考核、评比；负责对各街道、乡镇环卫监督部门、执法人员和执法活动进行督导检查；负责城乡环境卫生管理的宣传教育，负责城乡环境卫生管理的社会化，指导各类涉及城乡环卫一体化的民间组织的活动；落实国家、省、市政府交办的其他具体任务。另外，城乡环境卫生管理机构也作出相应的调整。应尽快将现有的园林绿化、环保、水务、房管、建委、农业等部门中与城乡环卫一体化紧密相关的职能划入城乡环卫管理局，城乡环卫管理局应将承接的职能分门别类下放到各内设机构，确实没有相应内设部门的，在不增加编制的前提下，可以增加相应的内设部门承接新纳入的职能。同时仿照市一级成立环卫管理工作联席会议，由政府分管领导作为牵头人，负责召集各职能部门以及各办事处定期召开会议。通过职能部门的进一步理顺，为城乡环卫一体化管理的实施打下一个良好的基础。

五、完善城乡环卫一体化法律体系

依法治国是我国的基本国策，具体到环卫管理改革也是如此。首先，针对当前城乡环卫一体化管理制度保障的缺失，区政府要积极与市政府、人大等立法部门沟通，同时鼓励全市人大代表对本区内的城乡环卫管理立法工作多加关注，尽量争取上级人大立法部门对城乡环卫一体化在相关法律法规方面的支持。同时，在相关法律尚未出台之前，积极协调上级部门先行出台一些针对城乡环卫工作的规章条例；其次，区政府应当在环卫改革过程中摆正位置、正视角色，尤其在城乡环卫市场化运行中，政府应将精力更多地放在宏观引导、间接调控以及事后监督上，要下大力气尽快出台环卫行业规划、环卫市场准入标准规范、环卫市场管理、环卫作业服务监管、奖惩措施等方面政策规章，例如：环卫作业服务招投标制度；环卫作业服务的市场准入退出制度；环卫作业服务政府采购制度；路面清扫服务质量等级评定标准；环卫国有资产监管制度；环卫服务质量评定奖惩办法等。从而按照预案，稳妥的构建起起既符合市场经济规律，又能够促进城乡环卫事业发展的法规体系，为培育一个竞争有序、管理规范、能进能出的现代环卫作业服务市场。

另外，要尽快建立环境卫生的行为相适应的法律。在全社会营造一个共同参与的良好风气，提高城乡居民公众主动维护环境卫生的意识，通过形式多样、内容丰富的宣传、教育活动，引导广大市民改变陋习，自觉美化城乡环境，增强城乡居民维护环境卫生的意识。针对部分偏远乡镇路边破坏环境卫生的问题，不能一味采取强制措施，应担坚持疏堵结合，为他们开辟合法经营的场所。同时，要按照法治社会的标准，不断完善城乡环境卫生相关管理条例和法律体系，提高破坏环境的违法成本，让公众对违法要接受的严格处罚有所忌惮。并且在实施过程中，要做到执法必严，违法必究，对于长期的社会陋习或行为，加大曝光和惩处力度，更好地约束公众和企业行为。在这个问题上，我们也可以借鉴国外的一些先进的经验，通过制定量化的法律标准将一些奖励和惩罚制度固定下来，让守法的公众获得实际利益，例如，遵守垃圾分类原则的居民可以减少垃圾费的支付金额，让破坏环境的人支付高昂的违法成本，以此来提高居民保护环境的意识，在减少环卫人员工作量的同时，培养城乡居民自觉维护环境卫生的良好习惯。

六、引入竞争机制，放开环卫服务市场

环卫的市场化运作是一种必然趋势，政府将逐步以购买公共服务的方式来替代现有的财政直接拨款方式，从花钱养人转变为用钱办事。市场化改革的两大机制包括准入机制和价格机制，它们同样也是城乡环卫一体化改革能否成功的要害。国家立法机构应加快健全城乡环卫一体化相关法律体系，为城乡环卫行业市场化改革创造法律支撑。准入机制是指制定合理的进入环卫市场的条件，只要达到条件的物业保洁公司都应被许可加入环卫服务的市场竞争。这是打破行业垄断的第一步，不仅是提升环卫行业服务质量的要求，也是有效防止标准模糊造成"暗箱操作"的保障。政府要鼓励从事环卫经营的保洁公司的多样化，包括保洁公司经济成分的多样化以及股份制结构的多样化，降低外企加入环卫市场的门槛，引进竞争机制，开展公平竞争；同时，制定价格机制是为了确保在环卫市场定价中以市场调控为主导，辅以政府调控。在竞争充分的业务领域，相关环卫服务的价格放手给市场来确定；在某些暂时还不具备条件放开的领域，由环卫主管部门会同物价部门发布相

应的指导价或价格范围，最终的价格由企业在限定范围内自行确定；另外，行政部门应明确市场规则，约束市场行为，搭建一个公开透明、公平竞争的市场环境，放开环卫相关的各个领域，吸收多样化的资本参与到环卫建设和运营当中，运用各种优惠政策指导企业在市场竞争中加速成长。

构建好城乡环卫市场良好的竞争环境的同时，政府一个不能忽视的任务便是助力环卫市场形成规模。一定的规模是提升相应的产业地位、吸引资本参与的必要条件。拓展产业链、扩大业务范围是做大规模的必要条件。现在的情况是，很多城市环卫行业目前还难以做到规范化的分类收集和高效率的循环利用模式，产业链破碎化严重。作为环卫管理的主管部门，下一步工作的重点就是要通过为保洁公司作业提供指导，引导保洁公司拉长环卫服务产业链，争取让环卫行业再上新台阶。同时，在当前稳增长调结构的大趋势下，环卫行业同样不能落后。政府必须加强对环卫企业的指导，引导环卫产业以现代服务业为前进方向，加大科技创新力度，以提升广大市民获得感为落脚点，尽快开发出增值服务高的环卫产品，使环卫产业追赶上其他行业的发展脚步。引导环卫规模化、产业化，关键在企业，与之相反的则是中小城市的环卫行业大多以中小企业为主，技术含量低。放眼全国，仅有刚刚上市的龙马环卫一家上市公司，这既是困难，其中也蕴含着巨大机遇。各市各区应当争取在培育环卫龙头企业走在全国前列：加大政府的产业扶持力度，不断扩大保洁公司的规模，建立管理机制较为完善、运行机制灵活、环卫设施先进的保洁公司，打造政府引导、市场运作、多方参与的新格局。

首先，要加快培育更加专业化、规模化的环卫保洁公司，通过兼并、资本护张、吸收上下游产业的方式最终形成以生活废弃物收集处置企业为行业龙头的环卫产业链，借以推动环卫行业持续健康发展。同时，为了加快企业迅速发展，政府主管部门就应当秉承"能进能出"的原则：将环卫企业按照主营业务不同分门别类，大的原则是分为完全竞争领域和非竞争领域两大类，政府要通过对不同分类业务的不同的政策扶持力度，来鼓励企业向政府引导的方向发展，加快资源向竞争力强的企业聚集。把扶持的重点放在城乡保洁及垃圾处置类保洁公司，促进生产要素向更加专业化、规模化的物业保洁公司聚集，不断优化国有企业资本配置，完成公司管理机构优化，重视科技创新，使有能力的公司尽快发展与壮大。市场的核心是竞争、是优胜劣汰，一个高度竞争化的环卫行业，能够促使保洁公司在经营的过程中提高效率。

其次，保洁公司只有不断做大做强，政府购买到的保洁作业服务质量也得到不断增强，政府也才能够与其续签合同得到资金支持。有了资金支持，环卫公司才能够及时维护、升级作业车辆及工具，才会吸引高素质人才的加入，如此，便形成一个环卫行业市场化运作的良性循环。在激烈的市场竞争背景下的环卫行业，同时也需要更多的不同规模、不同背景的物业公司来加入到其中，从而激发环卫行业的市场活力。市场借助良性的、规则范围内的竞争来完成自我更新，带来的结果就是优秀的企业在市场上生存并壮大，而效率低下、服务质量不高的企业则自然被消费和淘汰，市场健康、有序运行要依靠这种企业间的优胜劣汰来保障，促进市场更高效、更精确、更及时地发挥"看不见的手"的作用。

再次，政府要在招投标过程中增强信息透明度。及时在网站、报纸等大众媒体上公布相应招投标信息、标准，让环卫保洁公司看懂、也让广大居民也看懂。真正做到公开、透明、公平、公正。要坚决杜绝"关起门来搞招标""萝卜招标"等现象，坚决防止在招标过程中设置不合理门槛习难环卫保洁公司等行为，同时，政府在招标过程中应及时公布各辖区内道路保洁、垃圾清运等数据，以便于参与投标的环卫保洁公司能够快速、准确的核定作业成本。同时，政府要自觉接受社会监督，招标过程中一经发现违规操作、围标串标问题，要严惩不贷。

最后，政府要进一步精简各级环卫部门的管理人员，编制应当根据工作需要重，新核定。环卫管理局尤其是乡镇环卫管理部门应当将日常工作的力度集中在市场监督考核、环卫设施建设维修以及离退休人员代管等，与这些业务无关的内设机构必须尽快撤销；隶属于各级环卫管理部门的环卫物业公司应在条件成熟的情况下尽快与环卫部门分离。环卫公司与主管部门彻底分离后，进入公司的事业编制职工采取"只出不进"的办法进行逐步消化。环卫作业公司中的原来事业编制正式职工身份不变，转企之前的工资标准作为档案工资由人社部门保留，社会保障在双轨制改革完成之前仍然按照事业单位人员对待。改革实施后，作业公司新补充人员除政策性安置外，必须进行实行招聘，相关简章必须向社会公布，实行合同制的企业化管理。作业层人员对社会进行招聘，明确为企业身份，企业管理人员同样进行招聘，企业内部实行同工同酬。管理层人员尝试招聘职业经理人，真正实现各个国有环卫公司现代化管理企业化运作，为形成一个完全市场化的环卫作业服务市场培育有力的市场主体。

七、推行市场化价格体制

由于自有环卫服务以来，其一直就政府独此一家的公共产品，因此，环卫的各个收费项目如垃圾代运费、居民环境卫生费等收费标准早已跟不上时代的发展，其环卫服务价格标准更是难以切合市场经济规律。市容环卫作业单位转企后，由于没有了政府这棵大树，这种畸形的价格体制存在基础已经崩塌了。取而代之是依照市场经济规律的合同关系。企业要生存必须要创造利润。产品价格高于生产成本是企业获取利润的主要途径。因此现行的计划经济时代遗留下来的收费机制必须改变，政府应充分调研，在这一点上应该以各区一级政府为主，尽可能因地制宜，结合当地实际，人员的工资水平、机械化程度等来确定环卫作业的合理成本，同时根据成本来确定环卫行业各个业务的收费指导价格。例如在资金保障方面，区、县政府可以按照"政府支持、群众参与"的思路，实行镇、村分担费用的模式：首先，根据街道和乡镇规模大小，合理制定该区域年度垃圾代运费数目。各片区负责统一收缴后，由镇财政所划拨到垃圾中转站。各村庄可通过"一事一议"、"集体支付"或企业捐赠的方式进行筹资；其次，垃圾转运站负责做好区财政补贴的申领工作；再次，经费不足的部分由镇财政给予补贴；最后，居民小区、企业、单位与垃圾中转站签订《垃圾有偿清运合同》，确保垃圾得到集中、无害化处理，建立坚强的资金保障机制。

另外，针对城乡垃圾代运费，需由物价部门制定服务价格收费上限，环卫作业企业可依照市场经济规律，采取浮动的服务收费标准。具体可采取以下措施：首先，实现城乡统筹背景下的环卫一体化，政府应将环卫作业分类为为经营服务类和公益类两种类型，这样做的目的在于，一方面，政府可以按照"谁受益、谁付费"的原则确定需要缴费的对象；另一方面，环卫部门也能够按照相应的服务标准系统、全面地制定成本、核定价格。第二，及时调整现行垃圾代运处置费的收费标准与对象，对应该由广大居民缴纳的按户收取的，应坚持公益为先，明确政府由统定价；对企事业、机关等单位产生的垃圾则要坚决明确的放开价格管制，改革初期政府为了稳妥起见可以制定指导价，但这是为了以后的完全放开，一旦条件成熟，这一部分收费应带完全由环卫企业和服务对象来协商决定。另外，政府可以对负责居民垃圾的处理的环卫企业进行一定程度的补贴，以缓解其成本压力。第三，居民卫生费作为收费中的大头，长久以来一直面临着收费难、收费成本高的问题。据此，可以通过将居民卫生费与水费或者电费捆绑收取，以改变居民卫生费收费难的问题。

八、开启互联网＋环卫，实现城乡环卫精细化管理

引入科学的管理技术，可以提高政府的工作效率。"互联网＋环卫"是以互联网、大数据、物联网为依托，通过数据对比等技术，提升运营和管理效率。通过建设智慧环卫，可以将原本的"人看人"模式转变为"人盯网络、优化人机配备"的模式，监管运营者可以通过网络大数据实监管检测到车辆、人员、垃圾污水量等各方的情况与数据，从而实现对环卫作业管理过程的智能调度，可以精细任务，优化作业线，对环卫设施设备和人员进行准确调度，能有效提高环卫管理效率，降低运营和管理成本，也可实现数字化评估与绩效管理。因此，环卫工作的智能化、信息化、一体化是智慧环卫市场的未来发展方向。

九、建立"管理人＋责任人"的运行机制，促进长效管理

新公共管理论提出管理的相对"企业化"，是对管理标准化、科学化的要求。

因此，推行城乡环卫一体化，应该充分借鉴企业管理中的目标责任制。首先要建立城乡环卫新机制，要坚持属地管理的原则，实行划片联保，由乡镇负责本辖区内环卫一体化的具体事项。在管理人一方，住宅小区以物业服务公司为管理员，自我管理单位为本单位管理员，居民委员会为城中村住宅区管理人，城区街道责任保洁员为管理人，国家机关、团体、武装力量、学校、医院、工厂等单位负责人为管理人，商场、宾馆、商铺等经营性场所的经营业主为管理人，火车站、汽车站、文化站、公园、旅游景点等场所经营管理单位为管理人，建设项目施工现场建设单位为管理人；在责任人一方，按照三创责任区域进行划分，由责任单位推动实施、监管好各自责任区内垃圾分类工作，要实行城乡一体化收

运处理，要结合各自实际，按照人的活动频繁度确定垃圾中专和收集点的密度，摆放垃圾桶(箱)，真正实行"村收集、镇转运、县处理"的模式。同时，要加强村级保洁队伍建设，可通过公益性岗位、精准扶贫等政策来提高乡村保洁员的待遇，更好的激发保洁员、村干部、村民的积极性，从而实现有稳定保洁队伍的目标，促进城乡环卫一体化长效管理的形成。

十、完善监督考核，提升城乡环卫一体化效能

新公共管理理论提出管理的相对"市场化"，就是要顺应市场经济发展的需要，充分考虑环卫事业改革的特殊性，根据县域实际，坚持"保证质量、提高效益、降低成本、转移风险"的目标，按照"监督管理与环卫业务分开"的原则，分时有序推进环卫体制改革。首先要建立完善的监督管理机制和有效的考核奖惩制度，防止企业因追求利益最大化而忽视公共利益，使"脏、乱、差"现象反弹；要建立一套县镇村三级监督考核体系，层层分解落实详细的考核指标，按照公司服务项目分类考核，涉及几项考核几项，实行百分制考核，月考核得分等于乡镇本月每日考核平均分，对营运公司实行奖罚，按绩拨付费用。同时，要组织相关部门单位采取随机抽查和暗访的形式，对各运营和监管单位进行督查，建立一套完善行业监管体系，成立环卫行业监管部门，制定出台环卫行业管理技术标准，使监管工作更有可操作性。

参考文献

[1] 王小铭，陈江亮，谷萌."无废城市"建设背景下我国餐厨垃圾管理现状、问题与建议 [J]. 环境卫生工程，2019，27(6)：1-10+21.

[2] 中共中央关于制定国民经济和社会发展第十四个五年规划和二0三五年远景目标的建议 [N]. 人民日报.2020-10-30（01）.

[3] 于丽娜，滕婧杰，段华波."无废城市"理念下的建筑垃圾"全处理"对策研究 [J]. 环境与可持续发展，2021，46 ③:203-208.

[4] 屠萌. 济南市建筑垃圾管理问题研究 [D]. 上海：东华大学，2021.

[5] 姚彤. 建筑垃圾资源化利用规划策略研究 ——以北京市朝阳区为例 [D]. 北京：北京建筑大学，2021.

[6] 陈菲菲. 东宁市城乡环卫一体化问题研究 [D]. 长春：吉林大学，2017.

[7] 谢文冉. 延安市富县推行城乡环卫一体化研究 [D]. 延安：延安大学，2020.

[8] 张琪. 山西省城乡环境协同治理研究 ——以娄烦县为例 [D]. 太原：山西大学，2020.

[9] 郭虹. 城乡统筹背景下环卫一体化管理创新研究 ——以 Y 市 L 区为例 [D]. 泰安：山东农业大学，2016.

[10]Friedmann J.Urbanization.Plann ing and National Development[M].London, Sage Publicat ions，1973.

[11] 谭和平，等. 上海村镇生活垃圾分类收集模式与配套设施设置初探 [J]. 环境卫生工程，2015，23 ⑤：57-59+62.

[12] 贾炜琦. 城乡统筹发展背景下临安市村庄整治研究 [D]. 杭州：浙江农林大学，2014.

[13] 王婷. 浙江省城乡统筹与经济发展关系实证研究 [J]. 重庆工商大学学报，2008 ③：32-35.

[14] 梁启凡，等. 城乡一体化背景下的城乡环境卫生专项规划——以湖州市区城乡环卫规划为例 [J]. 规划师，2015，31（S1）：132-135.

[15] 范满国. 昌邑模式 城乡环卫一体化的创建与发展 [J]. 城乡建设，2014 ⑩：6-14+4.

[16] 陈文胜. 城乡环卫一体化管理模式的发展前景 [J]. 决策与信息，2015 ⑦：14.

[17] 魏家荣.城乡一体化导向的生活垃圾统筹治理研究 [J]. 中国人口 · 资源与环境，2015，25④：171-176.

[18] 胡昌峰.广州市容环卫管理改革对策研究 [D].广州：华南理工大学，2007.

[19] 梁小马.阳东区城乡结合部环境卫生综合治理研究 [D].广州：华南理工大学，2016.

[20] 曾彩明，李娴，陈沛全，等.餐厨垃圾管理和处理方法探析 [J]. 环境科学与管理，2010，11：31-35.

[21] 王金文.乡村振兴视域下农村生活垃圾治理研究 [D].南昌：东华理工大学，2021.

[22] 孙旭友，陈宝生.国家-农民关系变迁中农村垃圾治理的实践转型与框架建构 [J].江西社会科学，2019⑨：222.

[23] 王秀琴，陈建平，鲁宁.餐厨垃圾管理现状、污染问题及对策建议 [J].三峡环境与生态，2009⑥：43-45.

[24] 聂平平.公共治理：背景、理念及其理论边界[J].江西行政学院学报，2005④：6-8.

[25]Hooghe, Marks.Unra velin gthecentralstate, buthow?Typesofmulti-levelgovernance[J]. AmericanPoliticalScience Re view, 2003, 97：233-243.

[26] 任声策，陆铭，尤建新.公共治理理论述评 [J].华东经济管理，2009，11：134-137.

[27] 鄞益奋.网络治理：公共管理的新框架 [J].公共管理学报，2007①：89-96.

[28] 唐敏，刘娇娇，唐燕秋，等.重庆市餐厨垃圾现状调查及处理对策研究 [J].四川环境，2010①：136-139.

[29] 徐婷，刘春香.宁波市餐厨垃圾资源化管理研究 [J].中外企业家，2016 (28)：126-127.

[30] 夏明，史东晓.江苏省餐厨垃圾管理现状及其对策研究 [J] 环境卫生工程，2015，23⑥：67-70.

[31] 水婷，徐小童，雒名佳，等.西安市餐厨垃圾处理机制的研究及完善 [J].才智，2016⑤：272-273.

[42] 李志，陆贻通.谈上海市餐厨垃圾处理管理 [J].现代农业科技，2009⑥：256-257+263.

[33] 李旭，善忠博，陈宏波，陈刚，赵连生，陈宁.餐厨垃圾国家政策及地方法规研究和思考 [J] 环境科学与技术，2011，S2：405-409.

[34] 王攀，任连海，甘筱.城市餐厨垃圾产生现状调查及影响因素分析 [J].环境科学与技术，2013③：181-185.

[35] 龚思敏.论我国餐厨垃圾治理法律制度的完善 [J].中国市场，2016：(51)：177-

178.

[36] 潘洋，李慧明.关于进一步完善中国城市餐厨垃圾规范化回收体系的探讨 [J].环境污染与防治，2011（12）：78-81+86.

[37] 隽娟，钱建华，秦雪英，等.北京城区餐饮业餐厨垃圾管理现况调查 [J/OL].中国公共卫生，2014，30（12）：1553-1555.

[38] 方战强，吴坚，鲍伦军.餐厨垃圾处置方法探讨 [J].华南师范大学学报（自然科学版），2007①：70-74.

[39] 刘婷婷，吴玉锋，谢海燕.北京市餐厨垃圾回收管理现状与对策 [J].环境卫生工程，2017，25①：83-84.

[40] 何翔舟，金潇.公共治理理论的发展及其中国定位 [J].学术月刊，2014⑧：125-134.

[41] 国家发展改革委.中国资源综合利用年度报告（2014）[R/OL].http://news.bjx.com.cn/html/20141010/552967.shtml.

[42] 郑丽娜.基于物质流方法的建筑废弃物产生特性与管理特征研究 [D].深圳：深圳大学，2018.

[43]ZHENG L，WU H，ZHANG H，et al.Characterizing the generation and flows of construction and demolition waste in China[J].Con str Build Mater，2017，136：405-413.

[44] 余毅.第 3 届全国建筑垃圾资源化经验交流会暨新技术、新产品、新装备及项目现场观摩会研讨课题 [R].郑州，2016.

[45] 中华人民共和国循环经济促进法（主席令 2008 年第 4 号）[A].2008.

[46] 财政部.资源综合利用产品和劳务增值税优惠目录（财税 [2015]78 号）[A].2015.

[47] 住房和城乡建设部.混凝土和砂浆用再生细骨料（GB/T 25176-2010）[S].2010.

[48] 住房和城乡建设部，混凝土用再生粗骨料（GB/T 25177-2010）[S].2010.

[49] 住房和城乡建设部建设用卵石、碎石（GB/T14685-2011）[S].2011.

[50] 住房和城乡建设部.建设用砂（GB/T 14684-2011）[S].2011.

[51] 国家发展改革委.循环经济发展战略及近期行动计划（国发 [2013]5 号）[A].2015.

[52] 国家发展改革委.2015 年循环经济推进计划（发改环资 [2015]769 号）[A].2015.

[53] 住房和城乡建设部.城市建筑垃圾管理规定（建设部令 [2015] 第 139 号）[A].2015.

[54] 住房和城乡建设部.绿色施工导则（建质 [2007]223 号）[S].2007.

[55] 绿色建筑评价标准（GB/T50378-2019）[S].2019.

[56] 北京市住房和城乡建设委员会.北京市住房和城乡建设委员会关于建筑垃圾运输处置费用单独列项计价的通知（京建法 [2015]27 号）[A].2015.

[57] 孙金颖，等.建筑垃圾资源化利用城市管理政策研究 [M].北京：中国建筑工业出

版社，2016: 3-4.

[58]河南省人民政府.关于加强城市建筑垃圾管理促进资源化利用的意见(豫政[2015]39号）[A].2015.

[59] 吉林省住房和城乡建设厅 . 吉林省"建筑垃圾管理与资源化利用试点省"工作实施方案 [A].2015.

[60] 胡碧玮，张莹莹 . 我国城市生活垃圾分类回收的法律探讨 [J/OL]. 特区经济，2015（12）: 134-135.